技能型紧缺人才培养培训工程教材
面向 21 世纪全国卫生职业教育系列教改教材

供高职（对口 2 年制）护理、助产、检验、药剂、卫生保健、
康复、口腔工艺、影像技术等相关医学专业使用

卫 生 保 健

主　编　徐晓勇
副主编　李春坚　王志瑶
编　者　（以姓氏笔画排序）
门　雁　鞍山市卫生学校
王志瑶　洛阳市卫生学校
王永军　吕梁市卫生学校
李春坚　广西医科大学护理学院
巫世瑜　遵义市卫生学校
宋世坤　广州卫生学校
赵云冬　吉林卫生学校
徐晓勇　吉林卫生学校
黄　涛　井冈山医学高等专科学校
曹玉清　张掖医学高等专科学校
曹国清　滨洲职业学院
梁龙彦　大庆职工医学院

科 学 出 版 社
北 京

内 容 简 介

本书是教育部技能型紧缺人才培养培训工程教材之一。本书合理吸收国外职业教育的先进教学模式与方式，配合行动导向教学法等多种教学模式的应用，与课堂教学、学生自学相呼应。严格按照"工程"方案的课程体系、课程目标、教学方法与模式进行编写。

本书共分七章，即绪论、健康教育、保健学基础、社区卫生服务与社区护理、卫生统计基本方法、公共卫生法规、常见疾病的防制。本书区别于预防医学的内容，在内容上做了一些尝试，力争体现卫生保健的特点。

本教材的编写遵循"贴近学生、贴近社会、贴近岗位"的基本原则，力求既体现社会对卫生职业教育的需求和专业人才的能力要求，又体现学生的心理和情感取向，更好地满足培养实用型人才的需要。

本书供高职(对口2年制)护理、助产、检验、药剂、卫生保健、康复、口腔工艺、影像技术等相关医学专业教学使用，也可作为在职相关人员的培训教材。

图书在版编目(CIP)数据

卫生保健/徐晓勇主编. —北京:科学出版社,2004.9

(技能型紧缺人才培养培训工程教材,面向21世纪全国卫生职业教育系列教改教材)

ISBN 978-7-03-014270-2

Ⅰ. 卫… Ⅱ. 徐… Ⅲ. 卫生保健-专业学校-教材 Ⅳ. R161

中国版本图书馆 CIP 数据核字(2004)第 087881 号

责任编辑:李国红 / 责任校对:鲁 素
责任印制:刘士平 / 封面设计:卢秋红

科 学 出 版 社 出版
北京东黄城根北街 16 号
邮政编码:100717
http://www.sciencep.com
新科印刷有限公司 印刷
科学出版社发行 各地新华书店经销

2004 年 9 月第 一 版 开本:850×1168 1/16
2012 年 1 月第四次印刷 印张:11 1/2
字数:221 000

定价:26.00 元
如有印装质量问题,我社负责调换

全国卫生职业教学新模式研究课题组名单

（按汉语拼音排序）

安徽省黄山卫生学校	吉林省吉林卫生学校
北京市海淀卫生学校	吉林省辽源市卫生学校
成都铁路卫生学校	江苏省无锡卫生学校
重庆医科大学卫生学校	江西省井冈山医学高等专科学校
大连大学医学院	辽宁省阜新市卫生学校
甘肃省定西市卫生学校	内蒙古兴安盟卫生学校
甘肃省武威卫生学校	山东省滨州职业学院
甘肃省张掖医学高等专科学校	山东省聊城职业技术学院
广东省嘉应学院医学院	山东省潍坊市卫生学校
广西桂林市卫生学校	山西省晋中市卫生学校
广西柳州市卫生学校	山西省吕梁市卫生学校
广西南宁地区卫生学校	山西省太原市卫生学校
广西梧州市卫生学校	山西省忻州市卫生学校
广西医科大学护理学院	山西省运城市卫生学校
广西玉林市卫生学校	陕西省安康卫生学校
广州市卫生学校	陕西省汉中卫生学校
贵州省遵义市卫生学校	陕西省西安市卫生学校
河北省沧州医学高等专科学校	陕西省咸阳市卫生学校
河北省廊坊市卫生学校	陕西省延安市卫生学校
河北省邢台医学高等专科学校	陕西省榆林市卫生学校
河南省开封市卫生学校	上海职工医学院
河南省洛阳市卫生学校	沈阳医学院护理系
河南省信阳职业技术学院	深圳职业技术学院
黑龙江省大庆职工医学院	四川省达州职业技术学院
黑龙江省哈尔滨市卫生学校	四川省乐山职业技术学院
湖北省三峡大学护理学院	四川省卫生学校
湖北省襄樊职业技术学院	新疆石河子卫生学校
湖南省永州职业技术学院	云南省德宏州卫生学校
湖南省岳阳职业技术学院	中国医科大学高等职业技术学院

技能型紧缺人才培养培训工程教材
面向 21 世纪全国卫生职业教育系列教改教材
课程建设委员会委员名单

序　言

雪,纷纷扬扬。

雪日的北京,银装素裹,清纯,古朴,大器,庄重。千里之外的黄山与五岳亦是尽显雾凇、云海的美景。清新的气息、迎新的笑颜,在祖国母亲的怀抱里,幸福欢乐,涌动着无限的活力!

今天,"面向21世纪全国卫生职业教育系列教改教材"——一套为指导同学们学、配合老师们教而写的系列学习材料,终于和大家见面了!她是全国卫生职业教学新模式研究课题组和课程建设委员会成员学校的老师们同心协力、创造性劳动的成果。

同学,老师,所有国人,感悟着新世纪的祖国将在"三个代表"重要思想的指引下,实现中华民族的伟大复兴,由衷地欢欣鼓舞与振奋。与世界同步,祖国的日新月异更要求每个人"活到老,学到老",才能贡献到老,终生幸福。学习的自主性养成、能动性的发挥与学习方法的习得,是现代人形成世界观、人生观、价值观和掌握专业能力、方法能力、社会能力,进而探索人生与一生持续发展的基础、动力、源泉。面对学习,每个人都会自觉或不自觉地提出三个必须深思的问题,即为什么学? 学什么? 怎么学?

所以,教材的编写老师也必须回答三个相应的问题,即为什么写? 为谁写?怎么写?

可以回答说,这一套系列教改教材是为我国医疗卫生事业的发展,为培养创新性实用型专业人才而写;为同学们——新世纪推动卫生事业发展的创新性专业人才,自主学习,增长探索、发展、创新的专业能力而写;为同学们容易学、有兴趣学,从而提高学习的效率而写;为同学们尽快适应岗位要求,进入工作角色,完成工作任务而写。培养同学们成为有脑子,能沟通,会做事的综合职业能力的专业人才。

为此,教材坚持"贴近学生、贴近社会、贴近岗位"的基本原则,保证教材的科学性、思想性,同时体现实用性、可读性和创新性,即体现社会对卫生职业教育的需求和专业人才能力的要求、体现与学生的心理取向和知识、方法、情感前提的有效连接、体现开放发展的观念及其专业思维、行为的方式。

纷飞的雪花把我们的遐想带回千禧年的初春。国务院、教育部深化教育改革推进素质教育,面向21世纪教育振兴行动计划和"职业教育课程改革和教材建设规划"的春风,孕育成熟了我们"以社会、专业岗位需求为导向,以学生为中心,培养其综合职业能力"的课程研究构思,形成了从学分制、弹性学制的教学管理改革,建立医学相关多专业的高职、中职互通的模块化课程体系,延伸到课程教学内容与教学模式开发的系统性课题研究。

新课程模式的构架,由"平台"和"台阶"性模块系统构成。其中,"平台"模块是卫生技术人员在不同专业的实践、研究中具有的公共的、互通的专业、方法与社会能力内容;而"台阶"模块则是各专业的各自能力成分的组合。其设计源于"互动整合医学模式"。现代医疗卫生服务是一个以服务对象——人的健康为中心的、服务者与被服务者、服务者(医学与医学相关专业工作者)之间协调互动的完整过程。医疗卫生服务是一个团队行为,需要不同专业人员从各自专业的角度提供整合性的专业服务,才能达到最佳效果。她是"生物-心理-社会医学模式"的完善、提升与发展。

系统化的课程开发与教材编写的依据是教育部职成教司"中等职业学校重点建设专业教学指导方案"(教育部办公厅[2001]5 号文)和教育部、卫生部护理专业"技能型紧缺人才培养培训工程"指导方案(教育部教职成[2003]5 号文),积极吸收国外护理教育与国外职教的先进教学理论、模式与方法。课程体系在国际平台上得到了同行的认可,她保证了课程、教材开发的先进性与可操作性的结合。教材的主编选自全国百余所卫生类职业院校与承担教学任务的高水平的医院,他们富有理论与实践经验。教材编写中,编写人员认真领会教育部、卫生部护理专业"技能型紧缺人才培养培训工程"的指导原则,严格按照"工程"方案的课程体系、核心课程目标、教学方法而完成编写任务。

使用本套系列教改教材,应把握其总体特点:

1. 相关医学专业课程体系的整体化

高职、中职不同教育层次、不同专业的课程结构形成开放性的科学系统。各"平台"、"台阶"课程教材之间、教材与学生的心理取向以及认知情感前提、社会、工作岗位之间,通过课程正文系统和"链接"、"接口"的"手拉手"互连,为学生搭建了"通畅、高速、立交、开放"的课程学习系统。学生可利用这一系统自主选择专业与课程,或转换专业、修双专业等,以适合自己的兴趣和经济状况、社会和专业岗位的需求,更好地发展自己。

每门课程的教材内部结构分为正文与非正文系统。正文部分保证了模块在课程系统中的定位,非正文部分的"链接"等对课程内容做了必要的回顾与扩展,保证学生的学习和教师的指导能在专业目标系统与各学科知识系统之间准确地互动整合,提高教学的有效性。

2. 学习的能动化

在学生的学习成长过程中,模块化教材体系为教师指导下的学生自主学习提供了基础。学生可以把岗位特征、社会需要与个人兴趣、家庭的期望和经济承受能力相结合,自主选择专业,调动学习的能动性,促进有效学习过程。这种作用已经在国际化职教课程研究中得到证实。

3. 课程学习向实践的趋近化

促进了医学相关专业的发展,缩小了教学与临床实践的距离。

"平台"与"台阶"的模块化课程结构,使护理等医学相关专业在医疗卫生大专业概念的基础平台上,能够相对独立地建构自己专业的学习与发展空间。于此,"台阶"的专业模块课程,可按照本专业的理念、体系、工作过程的逻辑序列与学生认知心理发展的发展序列,建构二者相互"匹配"的专业课程教学体系,特别是得以形成以"行动导向教学"为主的整合性专业课程,提高了课程的专业与应用属性,使专业教学更贴近岗位要求。

同时,"台阶"性专业课程系列的模块集群为校本课程开发留有空间。

4. 课堂教学活动与学习资源的一体化

学校在现代教学观念与理论引导下,可以按照不同的心理特点与学习方法、学习习惯,引导学生,可以组成不同班次,选择相适合的老师指导。

现代职业教育要求教师根据教学内容与学生学习背景,活用不同的教学模式、方法与手段,特别是专业课程通过"行动导向教学"的团组互动、师生互动,指导学生自学和小组学习,这样在情境性案例教学中,培养学生的综合职业能力。本套教材配合这样的教学活动,通过正文与非正文内容,恰当地处理重点、难点和拓展性知识、能力的联系,引导学生通过适当形式学习,使学生有兴趣学,容易学,学会解决实际问题,不再是"满堂灌"、"背符号"。

5. 科学性、工作过程与可读性的统一化

教材的正文系统是学习资源的主体信息部分,应当认真研读。正文外延与内涵以专业的科学性及其工作过程为基础,深入浅出,化繁为简,图文并茂。非正文系统,特别是"链接"、"片段"和"接口"的创新性设计,起到系统连接与辅助学习作用。"链接"的内涵较浅而小,而"片段"的内涵较"链接"为多。它们既是课程系统内部不同课程、专业、教育层次之间的连接组件,而且是课程系统向外部伸延,向学生、社会、岗位"贴近"的小模块,它帮助学生开阔视野,激活思维,提高兴趣,热爱专业,完善知识系统,拓展能力,培养科学与人文精神结合的专业素质。对此,初步设计了"历史瞬间"、"岗位召唤"、"案例分析"、"前沿聚焦"、"工具巧用"、"社会视角"、"生活实践"等 7 个延伸方向的专栏。各教材都将根据课程的目标、特点与学生情况,选择编写适宜内容。"接口"表述的内涵较深,存在于另一门课程之中,用"链接"不足以完成,则以"接口"明确指引学生去学(复)习相关课程内容,它是课程连接的"指路牌"。

我们的研究与改革是一个积极开放、兼容并蓄、与时俱进的系统化发展过程,故无论是课程体系的设计还是教材的编写,一定存在诸多不妥,甚至错误之处。我们在感谢专家、同行和同学们认可的同时,恳请大家的批评指正,以求不断进步。

值此之际,我们要感谢教育部职成教司、教育部职业教育中心研究所有关部门和卫生部科教司、医政司等有关部门以及中华护理学会的领导、专家的指导;感谢北京市教科院、朝阳职教中心的有关领导、专家的指导与大力支持。作为课题组负责人和本套教材建设委员会的主任委员,我还要感谢各成员学校领导的积极参与、全面支持与真诚合作;感谢各位主编以高度负责的态度,组织、带领、指导、帮助编者;感谢每一位主编和编者,充分认同教改目标,团结一致,克服了诸多困难,创造性地、出色地完成了编写任务;感谢科学出版社领导、编辑以及有关单位的全力支持与帮助。

"河出伏流,一泻汪洋"。行重于言,我们相信,卫生职业教学的研究、改革与创新,将似涓涓溪流汇江河入东海,推动着我们的事业持续发展,步入世界前列。

纷纷扬扬的雪花,银装素裹的京城,在明媚的阳光下粼粼耀眼,美不胜收。眺望皑皑连绵的燕山,远映着黄山、五岳的祥和俊美。瑞雪丰年,润物泽民。腾飞的祖国,改革创新的事业,永远焕发着活力。

全国卫生职业教学新模式研究课题组
《面向 21 世纪全国卫生职业教育系列教改教材》
课程建设委员会

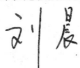

2002 年 12 月于北京,2004 年 1 月 2 日修

前　言

　　本书是根据教育部等六部委关于技能型紧缺人才培养培训工程的精神编写的,是面向 21 世纪全国卫生职业教育系列教改教材之一。为了适应教学发展的需要,根据教育部颁布的有关文件和全国卫生职业教育新模式研究成果,组织进行教学改革学校的部分预防医学教师编写了此教材。

　　本教材是在陈锦治主编的中职《卫生保健》的基础上编写的,共分七章。第 1 章绪论,第 2 章健康教育,第 3 章保健学基础,第 4 章社区卫生服务与社区护理,第 5 章卫生统计基本方法,第 6 章公共卫生法规,第 7 章常见疾病的防制。本教材区别于预防医学的内容,为避免与卫生学雷同,在内容上做了一些尝试,力争体现卫生保健的特点,望各位同仁提出宝贵意见。

　　本教材在编写过程中得到参编教师所在单位及科学出版社有关人员的大力支持,使得本书得以顺利出版,同时对我们参考的有关书籍的主编、编者一并表示感谢。

　　由于编者水平有限,编写时间仓促,本教材肯定会存在许多缺点和不足之处,望广大师生和读者给予批评指正。

徐晓勇

2004 年 7 月

目　　录

第 1 章

绪 论

学 习 目 标

1. 叙述卫生保健的性质和任务
2. 概述卫生保健的基本内容
3. 说出学习卫生保健的意义和要求

卫生保健属于预防医学范畴。我国历来对预防医学就十分重视,在古代就建立了预防医学的思想,《黄帝内经》中阐述:"圣者,不治已病治未病。"新中国成立后一直到今天,我国卫生工作方针始终坚持"预防为主"的战略。随着科技的发展、社会的进步及人民生活水平的不断提高,"生理(生存)需要"已经得到满足,人们开始追求更高层次的需要,健康成为当今社会的主题,增进健康、保护健康成为突出的社会任务,这给我们医学提出了更新、更高的要求。

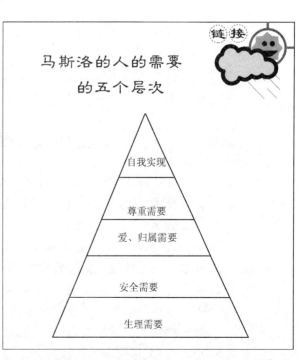

链接

马斯洛的人的需要的五个层次

- 自我实现
- 尊重需要
- 爱、归属需要
- 安全需要
- 生理需要

一、卫生保健的性质和任务

卫生保健是研究人体的健康、环境与疾病、生活方式等因素的关系,对个人和群体采取预防与保健相结合的综合性措施,控制影响健康的因素,提高环境质量和生活质量,以达到保护健康、促进健康、预防疾病和延长寿命为目的的一门课程。其宗旨是贯彻"预防为主"方针,实现"健康为人人,人人为健康"的目标。其基本任务是:

1. 阐明健康的概念,充分认识健康对人的重要性。

2. 阐述健康教育、保健、社区卫生服务与社区护理、公共卫生法规、常见病防制的内容,提供疾病预防和保健服务的基本知识。

3. 应用人群健康的调查和统计方法,开展人群健康状况的调查研究。

4. 利用现代医学及相关学科,做到预防、保健、医疗和康复相结合,求助和自助相结合,医学和社会相结合,传统方法和现代方法相结合,开展个人、家庭、社区的预防、保健技术服务,以促进和维护个人和群体的身体和精神健康。

二、卫生保健的基本内容

卫生保健作为一门独立的学科,是医学各个专业的一门重要课程。其基本内容包括:

1. 健康教育 阐述健康教育的信息传播与基本技能、健康教育的形式、健康咨询的基本过程及常用技能。

2. 保健学基础 包括保健学的基本概念、健康的概念及健康与保健、社区保健、自我保健、家庭保健及不同人群的保健。

3. 社区卫生服务与社区护理 包括社区的定义,社区卫生服务的概念、工作特点、原则及开展社区卫生服务的必备条件,社区护理工作的范围及程序。

4. 卫生统计方法 介绍基本的资料处理方法,包括计量资料的 t 检验及计数资料的 χ^2 检验,阐述了常用疾病统计指标的用法和区别。

5. 公共卫生法规 介绍卫生管理条例及有关卫生标准。

6. 常见疾病的防制 主要内容有传染病、与营养有关的疾病、心身疾病、性传播疾病、医源性疾病及慢性非传染性疾病的有关知识及防制措施。

三、学习卫生保健的意义和要求

医学模式的转变要求当代医学生和高级护理学生,不但要掌握临床诊疗、护理技术,还应掌握保护和促进人民健康的知识;不仅应减轻人们生理上和躯体上的病痛,而且需要护理人们心理上和精神上的创伤;不仅要成为病人的保护"天使",还应成为健康教育的宣教者、人体保健的服务者、各种疾病防制的指导者及卫生法规的执行者和宣传者。所以学好卫生保健课程,对学生今后的工作有着十分重要的作用,能更好地践行新时期的卫生工作方针。

卫生保健是依据现代医学模式、人民的健康需求、卫生服务的需要和护理教改精神而设置的一门学科,为此,要求我们学生学习本课程时要做到以人为中心,以人体健康为主线展开学习。确立新的健康观念,树立大卫生观,将自己定位于卫生保健的宣传者、服务者和指导者来努力学习。

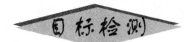

简答题

1. 卫生保健的性质和任务是什么?

2. 学习卫生保健的意义有哪些?

3. 如何学好卫生保健?

（徐晓勇）

参 考 文 献

陈锦治. 2003. 卫生保健. 北京:科学出版社

第2章

健康教育

学习目标

1. 简述健康教育的概念和意义,说出健康信息及其传播者、受传者的概念
2. 说出人际传播的概念和特点,学会人际传播的技巧;知道大众传播的概念和特点
3. 叙述健康教育的形式
4. 阐述城市和农村的健康教育基本内容
5. 阐述医院健康教育中患者的教育内容
6. 知道家庭健康教育的主要内容与组织实施
7. 树立开展健康教育的信心和信念

　　健康是人类的一项基本需求和权利,是人类生存和发展的前提,是社会进步、经济发展、民族兴旺的保证。要实现"人人为健康、健康为人人"的战略目标,就必须开展健康教育,动员与组织全社会居民积极参与健康活动,帮助人民分析和解决健康问题,不断提高人民群众的健康水平。

　　健康教育是通过有计划、有组织、有系统的社会和教育活动,把卫生科学知识普及到广大人民群众之中,使人民群众认识影响健康与疾病的自然、社会、心理因素,树立正确的健康观,并掌握卫生保健知识,自愿采取有利于健康的行为

和生活方式,这种教育活动与过程就称为健康教育。其目的是消除或减轻影响健康的危险因素,预防疾病、促进健康和提高人民群众生活质量。

健康教育的意义在于它是实现初级卫生保健(PHC)八项任务之中的首要任务,是能否实现初级卫生保健其他七项任务的关键;健康教育是卫生保健事业发展的必然趋势,它促使人们自愿地采纳健康的生活方式与行为,降低致病因素,预防疾病,促进健康;健康教育是一项投入少、产出高、效益大的保健措施。

链接

我国健康教育的发展经历了卫生宣传、健康教育、健康促进三个阶段。健康促进是比健康教育更为广义的概念。健康促进不仅包括了健康教育的行为干预内容,同时还强调行为改变所需的组织支持、政策支持、经济支持等社会环境支持。因此健康教育与健康促进是健康工程中不可分割的整体,健康促进是为实现"人人享有卫生保健"而采取的行为目标,健康教育则是实现这一目标的具体方法和手段,在健康促进中起主导作用。

三者的不同点在于:

卫生宣传 = 知识普及 + 宣传鼓动

健康教育 = 知(知识) + 信(态度) + 行(行为)

健康促进 = 健康教育 + 社会支持

三者的关系是:后者包容前者,后者是前者的发展。

第 1 节 健康传播与技能

一、健康信息及其传播者、受传者

(一) 健康信息

健康信息(health information)泛指一切有关人的健康的知识、技术、技能、观念和行为模式,即健康传播过程中传、受双方所制作、传递和分享的内容。

(二) 传播结构

传播结构是传播关系的总和,包括从传播者一端到受传者一端之间构成的各种关系。如美国的社会学家哈罗德·拉斯韦尔(H.D.Lasswell)提出的五因素传播模式(又称 5W 模式)是一经典的传播结构(图 2-1)。

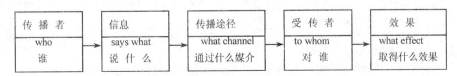

传播者 who 谁	信息 says what 说什么	传播途径 what channel 通过什么媒介	受传者 to whom 对谁	效果 what effect 取得什么效果

图 2-1 拉斯韦尔的五因素传播模式

1. 传播者(communicator) 是指在传播过程中"传"的一端的个人(如有关领导、专家、医生、讲演者、节目主持人、教师等)或团体(如报社、电台、电视台等),

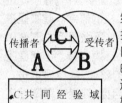

共同经验域（又称共同经验范围）是指在人际传播过程中双方对信息能够共同理解、相互沟通、产生共识的经验范围；在大众传播中，还要加上传、受双方对传播媒介的使用及理解的共识范围（左图 C 部分）。

共同经验域是传播学里一个极为重要的概念。传播双方有没有共同经验范围（共同语言、知识、生活经历、经验和认识过程等），在传播中会出现"酒逢知己千杯少，话不投机半句多"的两种截然不同的局面。找到共同语言常常是传播关系的良好开端。

就传播的主客体而言，是信息传播的主动发出者和媒介的控制者。

2. 受传者（audience）　是指在传播过程中"受"的一端的个人或团体的总称，如读者、听众、观众等。受传者不是信息传播中的被动者，其拥有接受或不接受和怎样接受信息的主动选择权，且表现出日益多样化、众口难调的信息需求差异。个人或个别团体的受传者称为受者、受方，多数受传者称为受众。

二、人际传播与传播技能

（一）人际传播的概念

人际传播（也称人际交流、亲身传播）是指个人与个人之间的一种直接的信息沟通的交流活动。这种交流主要是通过语言（听、说、问、答）来完成，但也可以通过非语言的方式来进行，如动作、手势、表情、信号（包括文字和符号）等。在这种面对面的教育活动中，双方能充分交流，达成共识，便形成了人际传播。人际传播有三种形式（图 2-2）。

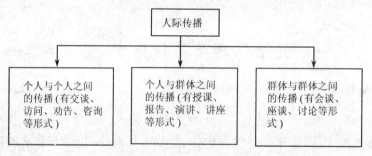

图 2-2　人际传播的三种形式

传播的分类

人类的传播活动大致可分为四种基本类型：

1. 人际传播　是指人与人之间面对面直接的信息交流，这是个体之间的相互沟通、共享信息的最基本的传播形式，是建立人际关系的基础。

2. 大众传播　所谓大众传播是指职业性信息传播机构和人员通过大众媒介和特定的传播技术手段，向范围广泛、为数众多的社会人群传递信息的过程。

3. 组织传播　是指组织之间、组织内部成员之间的信息交流活动。作为现代管理方法，已经发展成为一门独立的新兴学科，即公共关系学。

4. 自我传播　是指个人接受外界信息后，在头脑中对信息进行加工处理的心理过程。这类传播多为心理活动的描述，属于心理学研究的范畴。

（二）人际传播技巧

一对一交谈是医护人员在健康教育中最常用、最有效的一种口头说服教育方式。在人际传播活动中,听、说、看、问、答、表情、动作等每一种方式的运用都具有一定的技巧,技巧应用的好坏直接影响到传播的效果(图2-3)。

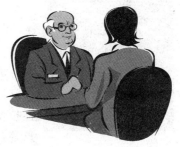

图 2-3　人际交流技巧

1.说话的技巧　讲话者首先要让对方能听懂自己的话,理解自己的话。讲话人与听话人应该具有共同的经验范围,尽量少用专业词汇。

讲话不要太快,发音要清晰(太快不容易听清楚,对理解和记忆不利),但也不能太慢(太慢容易使听者分散注意力)。讲话者应掌握讲话的节奏和音调,用生动的语言和表情,使对方产生兴趣、共鸣、反应和效果。

2.倾听的技巧　尊重对方,仔细倾听,集中精力,克服外界干扰,不要轻易打断对方的说话,不要四处观望。主动参与,可以用不断地点头、发出“嗯、嗯”的鼻音来表明对对方的理解和关注。也可用表情和动作支持对方,鼓励对方把问题说清楚。

充分听取对方的讲话,不轻易做出判断,也不要急于做出回答。在听的过程中,不断进行分析,抓住要点,不轻易打断对方的讲话,但对离题过远或不善言表者,可给予适当的引导。

3.问话的技巧　人际交流中,提问是很重要的,不同的提问方式会产生不同的谈话效果。

(1)封闭型提问:要求回答者做出“是”或者“不是”的回答以及回答名称、地点、时间、数据等固定要素问题为封闭型问题。如“好不好”、“哪年哪月”、“在哪里”等等。往往是为了证实一种情况,适用于希望迅速得到确切答复的场合。

(2)开放型提问:此类问题给回答者以思考的余地,自由回答的问题。比如“你今天感觉怎么样?”,有助于对方坦率地表达己见,适用于交往活动继续进行下去的场合。

另外,在收集信息时应避免使用偏向型提问(也称诱导型提问)方式;试探型问题可以用来打破僵局、缓和气氛和建立关系,特别是在涉及敏感问题和隐私时,可以巧妙地使用试探型问题来获得信息;提出探究型问题时,要特别注意使用缓和的口气,如果态度生硬就变成质问了。

4.非语言传播技巧　非语言传播指以动作、体态等非语言形式传递信息的过程。常用的技巧有:

(1)静态体语:主要是通过姿势、体态、仪表服饰等非语言形式传递信息。它们能够显示人的气质、文化修养和心理状态,可以赢得对方的信任。

(2)动态体语:即通过无言的动作来传播信息,如手势、表情、眼神、注视方向等。微笑待人、和蔼可亲、平易近人都是沟通的先决条件,也是健康教育者有良好修养的表现(图2-4)。

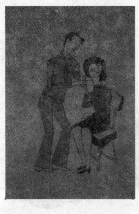

图 2-4　通过抚摸安慰

（3）时空语：利用时间、环境、设施和交往气氛所产生的语义来表达信息。如遵守时间、安静整洁的环境、谈话双方处于同一高度等，都对交谈起到积极的作用。

三、大众传播

大众传播是指职业性信息传播机构和人员通过广播、电视、电影、报纸、期刊、书籍等大众媒介和特定传播技术手段，向范围广泛、为数众多的社会人群传递信息的过程（图 2-5）。

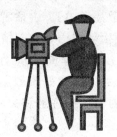

图 2-5　大众传播

大众传播的特点：

（1）传播者是职业性的传播机构和人员，进行传播时需要借助非自然的传播技术手段。

（2）大众传播的信息是公开的、公共的，面向全社会人群。

（3）大众传播信息扩散距离远，覆盖区域广泛，传播速度非常快。

（4）大众传播对象虽然为数众多，分布广泛，互不联系，但从总体上来说是大体确定的。

（5）大众传播是单向的，很难互换传、受角色，信息反馈速度缓慢而且缺乏自发性。但随着大众传播中"热线"形式的开通与流行，部分弥补了传、受双方信息反馈的不足。

利用大众传播渠道开展健康教育，可以使健康信息在短时间内迅速传及千家万户，提高人们的卫生意识。加强对大众传播的特点和客观规律的研究，将有助于改变健康传播的质量，提高健康传播的效果。

第2节　健康教育的形式

由于人们来自不同的文化阶层，健康教育的形式也应该是多种多样的，常用的有语言、文字、形象、电教等教育形式。

1．语言教育形式　可以通过报告、演讲、讲座、座谈(包括小组谈话与个别谈话)、咨询、建议等方式进行健康教育,它在实际应用中是最简便、最有效的常用方法之一。一般可分为个别教育和群体教育两种(图 2-6)方式。

(1) 个别教育:个别谈话、健康咨询等。

(2) 群体教育:讲座、授课、座谈会、讨论等。

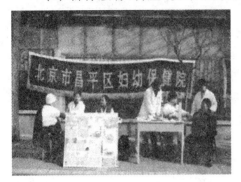
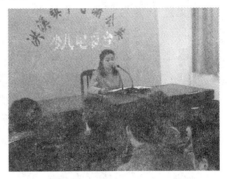

图 2-6　健康咨询和卫生知识讲座

2．文字形式　是通过卫生书籍、杂志、报纸、期刊、传单、小册子、黑板报和墙报、宣传栏等方式来进行的健康教育,特别是黑板报和墙报方式,具有经济、简单、图文并茂、易于更换的特点,是社区居民中最实用且效果良好的一种健康教育形式(图 2-7)。

3．电化教育形式　是指利用电影、电视、录像、录音、广播、收音机、幻灯以及电子计算机等现代教育技术的辅助所进行的健康教育。现代教育技术中的多媒体技术备受推崇,适应时代的要求,在健康教育中也得到越来越广泛的应用(图 2-8)。

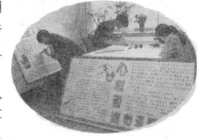

图 2-7　健康教育墙报

4．综合形式　常见的综合形式有卫生展览、卫生文艺、卫生科普一条街等等(图 2-9)。

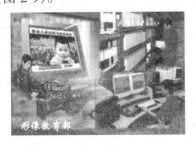
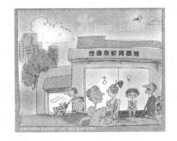

图 2-8　电教的形象教育部　　　　图 2-9　性健康教育基地

卫生展览大致可分为三种:一是大型成就展览,如卫生工作展览、爱国卫生运动展览等;二是季节性卫生展览,是根据某些疾病的发生、流行情况以及好发季节,向人们有针对性地进行卫生知识的宣传及教育的一种常用形式,其规模可大可小,内容主要是讲明某种疾病的病理、主要临床表现、预防和治疗,如春秋季节呼吸道传染病和夏秋季肠道传染病的防制;三是专题卫生展览,如老年保健、营养、残疾康复、计划生育、优生优育等内容的展览。

卫生文艺是广大群众喜闻乐见的宣传教育形式,其内容广泛,形式多样,如文学、音乐、曲艺、美术等,其中曲艺(如说唱、相声、戏剧、小品、角色扮演等)是卫生文艺中最为常见的表现形式。卫生文艺寓教于乐,在人们心灵中潜移默化,起着不可估量的作用。

以上几种健康教育的形式在实际应用中各有利弊。例如,群体教育相对有组织性,一般适用于大小团体,但其教育对象比较被动,反馈也相对受限;而个别教育比较有针对性,交流比较充分,也容易接受反馈,但只适于小规模的健康教育。因此,在进行健康教育时应根据接受健康教育对象的具体情况及当时的条件,选择适当的教育形式,组合使用。

第3节　健康教育的开展

健康教育作为卫生保健事业的组成部分,其开展的范围已经发展到城乡社区、医院、家庭、学校、工矿企业、职业人群和某些特定疾病或特定人群等领域。

一、社区健康教育

(一) 社区的概念

社区是伴随着人类社会发展的历史而逐渐形成的一种社会形态。社区是指由一定数量、具有共同意识、相同习俗和社会规范的社会群体结合而成的生活有机共同体。通俗地讲,社区就是人们在地域中的社会性集合和组织,是一个相对独立的地区性组织和政权的实体。

按照经济结构、人口状况和生活方式的不同,我国现阶段主要存在着城市社区、农村社区两大形态,伴随着农村城市化的进程,城镇(乡镇、集镇)社区作为一种过渡形态而存在于城市社区和农村社区之间,具有城市、农村两种社区的双重属性。农村社区较为单纯,城市社区通常又可为两部分:一部分是功能社区,主要由企、事业单位和机关、学校构成;另一部分是生活社区,即由居民家庭构成,包括机关单位和工矿企业的家属生活区和一般居民生活区。为了便于实际操作,在我国社区卫生服务中,城市社区是指街道、居民小区,农村社区是指乡镇、村。

(二) 社区健康教育

社区健康教育是健康教育工作的一个重要领域。社区健康教育是指以社区为基本单位,以社区人群为教育对象,以促进居民健康为目标,有计划、有组织、有评价的健康教育活动。社区健康教育的目的是发动和引导社区人民树立健康意识,关心自身、家庭和社区的健康问题,养成良好的卫生习惯和生活方式,以提高自我保健能力和群体健康水平。

二、城市社区健康教育

城市是一个地区的政治、经济、文化、生活中心。城市社区居民的健康意识、行为状况和城市的卫生状况都反映了一个城市的文化水平和文明程度。随着我国的现代化进程,以及城市规模的不断扩大,城市人口的不断增多,使得城市大都具有工业发达、人口稠密、交通拥挤、住房紧张等特点,形成了许多社会卫生问题。因此,城市社区健康教育已成为现代城市管理和城市文明建设的重要组成部分。城市社区健康教育包括以下三个基本内容。

1. 健康观念部分　包括:①健康意识教育。②卫生公德、卫生法律、法规教育。

2. 健康知识部分　包括:①身体保健知识。②疾病防制知识教育。③生活卫生知识教育。④心理卫生知识教育。⑤安全教育:交通事故、煤气中毒、溺水、自杀、劳动损伤等意外伤害是死亡和伤残的常见原因。⑥中老年保健知识教育。⑦生殖健康教育(图2-10)。⑧环境保护知识教育。⑨卫生服务指南。

3. 健康行为部分　包括个体健康行为和群体健康行为。

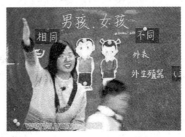

图 2-10　学生指出生殖器官的位置

三、农村社区健康教育

在我国,农村是指县(旗)以下乡、镇和自然村,农村居民约9亿人,占人口总数的3/4。农村居民的健康状况,对全国人民的健康水平有着决定性的影响。

1. 农村常见疾病防制的宣传教育农村是各种疾病的多发地区,不仅有城乡共有的常见病、多发病,还有农村常见的寄生虫病、地方病、人畜共患病,以及农业生产中易发生的疾病,如农田中暑、农药中毒等。宣传普及农村常见病防制知识是农村社区健康教育的首要任务。主要有以下五个方面:①传染病及寄生虫病的防制知识。②慢性非传染性疾病的防制知识。③地方

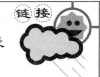

重要卫生宣传日一览表

1 月最后一个星期日	国际麻风节
3 月 24 日	世界防制结核病日
4 月 7 日	世界卫生日
4 月 25 日	中国计划免疫宣传日
5 月 8 日	世界红十字日
5 月 12 日	国际护士节
5 月 20 日	中国学生营养日
5 月 20 日	母乳喂养宣传日
5 月 31 日	世界无烟日
6 月 5 日	世界环境日
6 月 6 日	全国爱眼日
6 月 26 日	世界禁毒日
6 月 27 日	世界糖尿病日
7 月 11 日	世界人口日
9 月 20 日	全国爱牙日
9 月 30 日	国际聋人节
10 月 8 日	全国高血压病日
12 月 1 日	世界艾滋病宣传日

村民的健康行为

个体健康行为 12 项:经常洗澡;勤剪指甲;头发清洁,勤理发;每天洗漱,一人一巾;每天刷牙,一人一刷;不喝生水;生吃瓜果要洗净;不吸烟;不酗酒;不随地吐痰;不随地大小便;饭前便后勤洗手。

群体健康行为八项:家禽(畜)圈养;禽(畜)室干净;柴草、粪土、煤块堆放整齐;居室整洁通风;卧具干净无异味;农药、化肥远离食物与水源;灶具、碗筷干净;厨房有排烟设施。

病的防制知识。④与农业生产劳动有关的疾病的防制知识。⑤防止意外伤害。

2.计划生育与优生优育 实行计划生育,是我国的一项基本国策,对占全国人口绝大多数的农村居民开展计划生育和优生优育工作,仍将是长期而艰巨的任务。主要有:①普及人口知识,破除"多子多福"、"重男轻女"等旧的生育观。②提倡晚婚晚育,普及避孕、节育知识,指导夫妇正确使用避孕药具。③普及优生优育知识。

3.移风易俗,改变不良卫生习惯 普及卫生知识,指导农民科学地安排衣、食、住、行,合理的摄取营养,坚持有益于健康的文体活动,逐步摒弃长期延续下来的不良卫生习俗和行为习惯,建立起文明、科学、健康的生活方式。大力普及我国农村享有卫生保健规划目标中提出的农村居民基本健康行为。

4.农村环境卫生与环境保护 随着农村小康建设的进程和乡镇企业的发展,农村环境卫生和环境保护已成为社会普遍关注的问题。在文明村镇的建设中,要加强卫生要求和卫生技术指导,重点抓好村宅建设卫生、饮水卫生、粪便垃圾处理、消灭四害、保护环境、控制环境污染等方面的健康教育。

5.健康观念与卫生法制教育 ①破除迷信思想,用科学道理来解释"生"、"老"、"病"、"死"发生的原因;揭露封建迷信活动的危害性和欺骗性。②宣传普及新的健康观,树立自我保健意识和人人为社区健康负责的观念。③开展卫生普法教育工作,提高农民的法制观念和遵纪守法的自觉性。

四、医院健康教育

医院健康教育泛指各级各类医疗保健机构和人员在临床实践过程中伴随医疗保健活动而实施的健康教育。随着医学模式的转变,医院的结构和功能也在不断地扩大,医院健康教育的内涵也逐渐丰富起来,不断地由狭义向广义扩展。

狭义地讲,医院健康教育(又称临床健康教育或患者健康教育)是以病人为中心,针对到医院接受医疗保健服务的患者及其家属所实施的健康教育活动,其教育的目的是针对患者个人的健康状况和疾病特点,通过健康教育实现三级预防,促进身心康复。

(一)医院健康教育的基本形式

根据教育对象和实施途径不同,医院健康教育分为患者健康教育、社区健康教育和社会宣传教育三大类,有人认为,对医护人员的健康教育和学科培训也属于医院健康教育范畴。主要是开展患者的健康教育,根据实施场所不同,可将患者健康教育分为以下几种形式:

1．门诊教育 是指对病人在门诊治疗过程中进行的宣传教育。采用的形式有：①候诊教育：指病人在候诊期间，针对候诊知识及该科常见疾病所进行的教育。②随诊教育：指医护人员在对病人检查、诊疗过程中，随时进行的面对面的口头教育。随诊教育是门诊健康教育的主要环节，有很强的针对性和灵活性。

③门诊咨询教育：医务人员对患者及其家属提出的有关疾病与健康的问题进行解答和指导，即健康咨询。例如，专家咨询门诊、计划生育咨询门诊、心理咨询门诊、咨询问答座谈会等。④专题讲座和培训班：如"糖尿病营养指导"、"颈椎保健操培训班"、"孕期母乳喂养指导"等。一般以预约门诊的方式把经常到医院诊治的患者及其家属集合起来，进行有关知识的讲解（图2-11）。

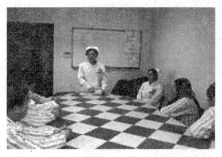

图2-11 预约病人进行专题讲座

2．住院健康教育 是指病人在住院期间接受的健康教育。住院健康教育包括入院教育、病房教育和出院教育。①入院教育：是指病人入院后，对病人及陪伴家属进行的教育。通常在病人刚入院后就立即进行，目的是使病人尽快熟悉住院环境，稳定心理情绪，遵守医院制度，服从医嘱，配合治疗。②病房教育：是患者在住院期间进行的经常性的健康教育。目前病房教育的模式是医护结合，分层进行，各有侧重，各负其责。图2-12 对住院病人的经常性的健康教育即护理员、护士、护士长、医生根据各自的工作特点，对住院病人进行宣传教育和行为指导。另外，也可以举办同病种病人咨询会、医患座谈会、病区内小型健康讲座、病区内科普专栏、设置健康教育

糖尿病病人的饮食指导

1．根据标准体重、热能标准来计算每日饮食中碳水化物、蛋白质和脂肪的摄取量 ①标准体重的计算：标准体重（kg）＝病人身高（cm）－105。②热能标准：成年休息者25～30kcal；轻体力或脑力劳动者30～35kcal。③三大产能营养素的摄入量占总能量的百分比：碳水化物约占50%～60%；蛋白质约占12%～15%（或0.8～1.2g/d）；脂肪约占20%～30%；（1kcal＝4.184kJ）

2．安排膳食时应注意 ①严格限制单糖和双糖（如蜂蜜、蔗糖等精制糖和甜食）。适当限制淀粉，一般在200～300g左右。②按标准体重限制总能量；三餐能量比为1/5，2/5，2/5。③增加膳食纤维的摄入；可改善糖耐量，降低血糖。

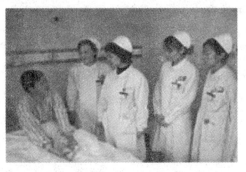

示教室、播放电视录像等（图2-12）。③出院教育：是指在病人出院前，由医护人员向出院患者及其家属所进行的个别谈话教育，使出院病人在出院后巩固和发展住院治疗的效果，防止疾病复发和意外情况的发生，同时，还应征求患者对医院和医护人员的意见，以不断促进医院的健康教育工作。

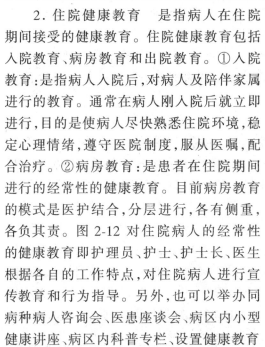

图2-12 对住院病人的经常性的健康教育

冠心病病人的健康教育处方

1. 低脂低盐饮食，限制食糖，多食蔬菜水果，进餐速度要慢，一次不要吃得过饱，戒烟、戒酒，多饮淡茶。

2. 制定合理的作息制度，保证充足的睡眠，饭后不应立即就寝，睡觉右侧卧位，双腿稍微屈曲。在病情稳定的基础上进行康复锻炼，运动强度以不出现胸闷气短、不增加心率和血压，不出现新的心律失常为原则。

3. 保持乐观、稳定的情绪，避免过悲、过喜和过度劳累。

4. 注意季节、气候变化，适当调节生活。

5. 随身携带常用药物，必要时紧急自救，家属应掌握心脏复苏的抢救知识。

6. 生活有规律，坚持按医嘱治疗，养成规律的排便习惯，保持大便通畅。

20世纪80年代以来，国外医院已普遍开展康复训练、膳食指导、戒烟、戒酒、戒毒和药物滥用等内容的健康教育项目，以办培训班、自助小组、健康教育病床、咨询门诊等多种形式，由医生、护士及营养、心理、理疗、健康教育等多学科专业人员对教育对象进行行为矫正。

（二）患者教育的内容

患者教育应以健康为中心，围绕知、信、行三个中心环节，包括疾病防制及一般卫生知识的宣传教育、心理卫生教育和健康相关行为干预三方面内容。

1. 卫生知识宣传教育　传播卫生保健知识是健康教育者的一项主要任务，也是健康教育预期达到的第一层次的教育目标。可以针对某种疾病的病因、危险因素控制、预防、治疗、康复、家庭护理、自我保健常识等制定一大套完整的教育内容。围绕医疗业务活动的教育内容主要有：就诊知识，各科常见病防制知识，各种流行病的防制知识，各种器械性治疗知识，各种检验、物理检查知识，合理用药知识，计划生育及优生优育知识，个人及家庭卫生常识等。

2. 心理卫生教育　在某些疾病如肿瘤、神经精神疾患的治疗过程中，心理卫生教育有着特殊的功效。因此，医护人员要研究患者的心理，了解不同类型病人的心理问题和心理需要，制定具体的心理治疗、心理护理措施，给予必要的心理卫生指导，使病人在治疗和康复过程中始终处于最佳的状态。例如，帮助病人正确对待疾病，树立战胜疾病、早日康复的信念；介绍疾病的防制知识和心理保健方法，向病人家属及陪护人员进行陪护指导，开展临终关怀和死亡教育。

3. 健康相关行为干预　在医院健康教育中，行为干预是指在传播卫生保健知识的基础上，有计划、有目的、有针对性地协助患者学习和掌握必要的技能，采用行为指导和行为矫正的方法，矫正不良心理反应引发的行为，建立新的健康行为模式，实施从医行为指导等，这是医院健康教育活动应达到的高层次目标。

五、家庭健康教育

家庭是社会的细胞，是构成社会的基本单位。家庭健康是社会健康的基础，世界卫生组织曾经提出："健康从家庭开始"。因此，家庭健康教育是社区健康教育工作者的重要任务之一。家庭健康教育就是使健康教育家庭化,只有每个家庭都积极参与健康教育,自觉接受健康教育,社区健康教育工作才算真正得到落实。

(一) 家庭健康教育的主要内容

家庭健康教育的内容十分广泛,几乎涉及到卫生与保健的每一个方面,贯穿于日常生活的始终。主要有以下六个方面。

1. 家庭环境与卫生教育　包括住宅建设(住宅或庭院的选址、布局、给水、排水、通风、采暖、采光和照明);住宅装修(室内装饰材料的选择、厨房的布置、居室的色调等);室内外卫生(居室内空气消毒、微小气候的调整、厨房和卫生间的卫生、庭院绿化等)。

2. 生活方式教育　生活方式一般是指衣、食、住、行、娱乐等人们的日常生活习惯和活动方式,对人们的健康产生着极其重要的作用。主要有:

(1) 饮食行为知识教育(营养、食品卫生、食物中毒、饮酒与喝茶、饮水卫生等)。

(2) 起居和日常行为习惯教育(睡眠、日常生活卫生习惯、控制吸烟及防范吸毒等)。

(3) 休闲、娱乐方式教育:适当的娱乐能减轻疲劳,放松紧张的情绪。相反,一些不良的娱乐方式,或娱乐时间不当,则会损伤人们的身心健康。因此,哪些娱乐有益于身心健康、如何娱乐、娱乐时应注意哪些卫生问题都是家庭健康教育的内容。

(4) 健身运动的教育:运动健身的方法多种多样,如广播体操、跑步、爬山、游泳、各种球类运动、武术、气功等等。目前,我国能每天都坚持一定运动量的锻炼者的比例较低,国家倡导的全民健身运动尚未真正普及,社区健康教育工作者应促进和指导各个家庭成员根据具体情况,选择适宜的运动项目、运动时间和运动强度,尤其是离退休人员更应注意加强锻炼(图 2-13)。

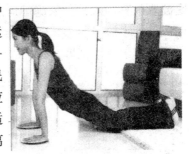

图 2-13　家庭中健身运动

3. 心理卫生知识教育　心理咨询是健康传播的一个非常有效的途径,可以启发、帮助、指导求询者向有利于健康方面改变态度和行为。心理知识的内容广泛,应针对家庭成员的需要加以选择。在我国,心理教育尚处于比较落后的状况,要将心理卫生进入家庭,仍存在着比较大的难度,但随着时代的进步和健康的要求,心理卫生家庭教育化将会是一必然趋势。

4. 疾病防制知识教育　主要是提高家庭成员预防疾病和对一些疾病的急救处理能力及家庭护理能力进行的疾病防制知识教育,如家庭护理和用药知识的教育。

5. 生殖与性教育　我国自改革开放以来,特别是 20 世纪 80 年代中期以后,性学才作为一种科学被认真研究,性知识才得以逐步普及,但目前我国的性教育仍未形成一种科学、系统的教育局面。在家庭中开展生殖与性教育,主要是考虑对不同的人群采用恰当的传播内容和方法。

（二）家庭健康教育的组织实施

事实上,在父母对子女的日常教育中,已经包括了许多健康教育的内容,如洗脸、刷牙、讲卫生等一般习惯的养成。而全面、系统的家庭健康教育活动,则需要社区健康教育工作者去组织实施。

1.培训家庭主要成员　使受过培训的家庭成员,能够承担起对家庭其他成员进行健康教育的责任,能在长期的家庭日常生活中给其他家庭成员以教育、指导和监督。

2.培养家庭健康教育示范户　可以在培训家庭主要成员时,挑选一些素质较高的人员,再从这些人的家庭开展知识和行为的综合性健康教育活动。尤其是示范户家庭的优良环境面貌,能使周围人产生模仿学习的心理愿望,示范的作用就会逐步扩展开来,以致蔚然成风。

3.组织家庭健康教育小组　在培养示范户的基础上,以3~5户的家庭组成一个家庭健康教育小组,由于各家都会相互比较、暗自竞争,有利于邻里间交往,能密切邻里关系。

4.激励与竞赛　组织健康教育知识竞赛、考核评比活动、开展创星级文明户等活动,对优胜者给予适当的物质与精神奖励;这是健康教育形成家庭化的重要手段。

5.家庭健康教育的教材　"卫生科普入户"是我国城乡普遍采用的一种家庭健康教育的形式。家庭健康教育者应当从科普报刊中精选一些内容,以编印成传单或小册子等形式,提供给每个家庭。在经济比较发达的地区,可将这些书籍推荐给每个家庭。

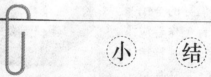

小　结

1.本章简要介绍了健康教育的概念和意义,详述了传播者、受传者的概念,并重点介绍了传播中最常见的形式——人际传播的概念、传播的技巧。另外,介绍了大众传播的概念和特点,健康教育的形式。

2.作为健康教育的主要阵地,社区健康教育又是一个重点内容,除了介绍社区和社区健康教育的概念外,主要阐述城市和农村的健康教育基本内容。医院健康教育中患者教育的内容。家庭健康教育的主要内容与组织实施。通过了解健康教育的有关概念和内容,学会如何在不同的领域开展健康教育工作,为今后在人群中开展健康教育打下坚实的基础。本章内容旨在使同学们树立为居民提供健康教育的意识,为将来在初级卫生保健和社区卫生保健中开展健康教育打下理论基础。

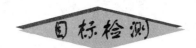

简答题

1．什么是拉斯韦尔提出的五因素传播模式？

2．分小组讨论人际传播的技巧，运用实例交流个人在人际交流方面的体会。

3．大众传播的特点有哪些？

4．简述健康教育有哪些形式？

5．城市的健康教育基本内容有哪些？与小组成员讨论，选出你们熟悉的一个城市或农村的社区为例，确定一个主题，试设计出健康教育计划书。

6．小组讨论针对患者的教育有哪些内容？以你所熟悉的街道或村落为例，设计如何开展家庭健康教育？

（宋世坤）

参 考 文 献

陈锦治．2003．卫生保健．北京：科学出版社

陈锦治．2002．社区保健．北京：人民卫生出版社

吕姿之．1998．健康教育与健康促进．北京：北京医科大学、中国协和医科大学联合出版社

林　琳．1999．社区健康教育．北京：中国医药科技出版社

米光明．1999．社区健康教育．北京：中国医药科技出版社

第**3**章

保健学基础

第1节 保健学的基本概念

 学 习 目 标

1. 说出什么是保健学
2. 简述卫生保健学的基本内容
3. 概述学习卫生保健学的意义和要求
4. 简述保健学的基本任务

保健学(又称卫生保健学)是从人体健康的新概念出发,研究人体健康、疾病与自然环境、社会环境之间的相互关系,对个人和群体采取卫生保健相结合的综合措施,控制健康的各种影响因素,提高环境质量和生活质量,以达到保护健康、预防疾病和延长寿命为目的的一门综合性课程。

一、保健学基础的内容和任务

保健学作为独立的学科,在护理专业的教学计划中体现了"先预防保健,后疾病护理"、"先健康人群,后患者个体"的规律,其基本内容包括:

1. 健康教育 包括健康教育的概念,健康教育及其传播者、受传者、传播技能;城乡社区健康教育、医院健康教育、家庭健康教育;健康咨询基本过程、健康咨询常用技能。

2.保健基础　主要有保健学的基本概念;健康与保健;社区保健;自我保健;家庭保健;不同人群的保健。通过自我保健、家庭保健和不同人群的健康保健,防止疾病发生、促进健康、提高生活质量。

3.社区卫生服务和社区护理　其特点是以健康为中心、以人群为对象、以家庭为基础,向社区提供连续、系统和综合的保健服务,社区护理是医院护理向社区的发展,是向社区人群、家庭和个人提供的整体护理以及融预防、保健、医疗、康复护理及健康教育为一体的护理服务等。

4.卫生统计基本方法　统计方法主要有卫生统计的基本概念和基本步骤、统计图表、平均数与标准差、相对数,以及抽样误差及其假设检验等。所获得的数据,必须借助卫生统计方法,科学地搜集、整理、统计、分析,获得关于事物或现象的本质特征和内在的规律性。

5.公共卫生法规　主要有《传染病防制法》、《食品卫生法》、《卫生管理条例》、《卫生标准》。通过公共卫生的立法,把疾病的预防和控制纳入法制的轨道,为卫生保健事业提供可靠的法律保障。

6.常见疾病的控制　主要内容有传染病、营养有关的疾病、心身疾病、性传播疾病、医源性疾病的一级预防及二级、三级预防的主要内容。通过运用各种预防措施,消除致病危险因素,以控制各类疾病的发生。

卫生保健学的基本任务是:

1.阐明人类健康的新概念　使人们确立整体论的健康观并充分认识到要达到高水平的健康,必须做到"健康为人人,人人为健康"。

2.阐述人与环境的关系、深刻理解健康和疾病的连续观　充分认识人既是自然人,也是社会人的两重属性,学习和了解自然因素,尤其是社会、心理因素对人体健康和疾病的重大影响。

3.通过大众传播媒介,进行有效的健康教育、加强基础保健和公共卫生措施,加

链接

健康——生命的基础

世界上最可宝贵的是生命,而生命的基础毫无疑问是健康。人类既是自然人,又是社会人,人类的一切思想、文化、艺术、语言、美好感情、理想追求无不有赖于我们健康的身体。健康是一切之本,所谓覆巢之下岂有完卵,皮之不存,毛将焉附。没有健康的身体,人生的意义,远大理想,雄伟计划都将是空中楼阁。因此,了解健康、促进健康、保持健康对我们具有极其重要的意义。

强三级预防措施、加强常见病的防制,提供疾病预防和保健服务的基本知识。

4.应用医学统计方法和流行病学方法,开展社区人群健康状况的调查研究。

5.利用现代医学及相关科学技术,做到治疗与预防相结合;求助与自助相结合;医学与社会相结合;生理与心理相结合;传统方法与现代方法相结合;开展个人、家庭、社区的预防、保健和护理各项技术服务,以促进和维护个人和群体的身体和精神的健康。

《爱丁堡宣言》在其开篇对医学教育的目标有明确的阐述：

医学教育的目标是培养和造就促进全体人民健康的医生，尽管目前生物医学科学已经取得了巨大的发展，但是，这个目标在许多地方并没有得到实现。病人理应指望把医生培养成为一个专心的倾听者、仔细的观察者、敏锐的交谈者和有效的临床医生，而不再满足于仅仅治疗某些疾病。每天都有无数的人罹患和死于各种可以预防、可以治疗、或者自己招致的疾病，而且，许许多多的人不能随时享受任何形式的卫生保健。

这些缺陷已经发现很久了。但是……

二、保健学基础在医学教育中的地位

1988 年 4 月 WHO 提出"健康为人人，人人为健康"的口号后，接着于同年 8 月由该组织与联合国儿童基金会和联合国开发计划署联合召开了世界医学教育会议，发布了著名的《爱丁堡宣言》。

这一宣言，为医学教育，特别是预防医学教育指出了更加明确的方向，确立了卫生保健在医学教育中的地位。加强预防医学教育，把卫生保健作为重点课程，是势在必行的。

根据世界卫生事业发展的趋势，结合我国经济发展和社会发展的长远目标，21 世纪我国的卫生服务将属于预防保健型体制，突出预防保健和群众的自我保健。卫生保健将被视为整个医学体系的前沿阵地和现代医学的重要组成部分，她居于战略的地位，代表着医学的方向和未来。因此，要加强预防医学教育，加强卫生保健教学内容，为实现上述目标提供根本的人才保证。

三、学习保健学的意义

卫生保健学作为护理专业的必修课，有其现实意义和长远意义。

1. 适应当前医学模式的转变　"生物-心理-社会医学模式"已为全世界所公认，学习卫生保健是适应医学模式转变的需要。根据现代医学要求，医护人员的工作已不仅仅局限于开医疗处方、执行医嘱等临床医疗方面，而是应为大多数健康人和非完全健康人服务，致力于保护和促进人们的健康；医护人员的职责不仅是医治人们生理和躯体上的病痛，而且要医治人们心理上和精神上的创伤；卫生人员不再只是单纯地防制传染病，而是要开展非传染性疾病的预防工作，指导人们预防疾病的基本知识，掌握科学的饮食和健康生活方式及开展有益健康的体育活动。

2. 适应"人人享有卫生保健"的战略目标　从人体健康出发，WHO 提出"2000 年人人享有卫生保健"的全球战略，并指出初级卫生保健是实现这一战略目标的关键。虽然我们已经迎来了 21 世纪的曙光，然而实践证明：人人享有卫生保健，这是一个持久的目标，我们必须在较长时间内继续为实现这一目标而努力。初级卫生保健是一种基本的卫生保健，它依靠学术上可靠、切实可行、受社会欢迎和人们容易接受的方法和技术，是社会、家庭和个人通过积极参与普遍能得到的，人民群众和政府都能负担得起的卫生服务。本学科正是为满足全球战略目标的需要,使人们学会相应的基本理论、基本知识和基本技能,使卫生保健服务深入到人民的生活、工作和劳动之中,从而起到保护和增进人民的健康的作用。

3. 适应"大卫生"观念的需要　"大卫生"观念是把长期以来卫生工作由卫生部门独家承担的"小卫生"向全社会、全方位开放的综合治理的"大卫生"转变,即全社会共同参与卫生事业。本课程是通过预防保健及健康教育,把大量的提高健康水平的重要知识和保健技术带给处在各种不同社会阶层的广大群众,帮助他们在个人和家庭行为上做出必要的改变和调整,以消除危险因素,预防疾病,增进健康,进而促进人们主动、自觉地参与保健行动。

4. 适应我国卫生工作总方针和总目标的需要　建国 50 多年的实践证明,"预防为主"的方针是行之有效、全面正确的方针。适应社会和人们的卫生保健需求,在今后的卫生工作中必定会进一步加以体现。卫生保健是完全根据形势的发展,来适应我国卫生工作总方针和总目标的。

四、学习保健学的要求和方法

卫生保健学是依据现代医学模式、人民的健康需求、卫生服务需要和护理教改精神设置的一门新课程,为此,要求学生学习本课程时做到如下几点:

1. 加强学习,提高认识　认清医学的发展方向、生物-心理-社会医学模式转变的重要意义,对生物-心理-社会医学模式要有透彻的理解和掌握;要树立以人为本,以患者为中心的整体护理的思想;熟悉我国的卫生工作方针,完整、准确地阐明健康与疾病的概念,正确理解环境与健康的关系。从思想上、行动上主动适应现代医学的发展。

2. 树立"预防为主"的思想　我国的卫生工作方针,最根本的一条就是"预防为主",要认识各类疾病的主要危险因素,熟悉改善环境条件、预防疾病的措施、原则和方法。积极开展健康教育,以三级预防作为预防疾病的指导思想,提高防制疾病的效果。不仅要做好医院内部的预防工作,还应学会在工厂、农村、社区指导广大群众开展卫生保健工作。

3. 能运用常用医学统计方法对人群健康状况进行调查研究　能正确运用医学统计方法和流行病学方法,了解健康和疾病分布情况、探索病因、分析致病因素,观察分析卫生服务效果和治疗效果,提出预防措施,并对卫生工作做出正确的评价,以指导业务实践活动,提高疾病的防制水平。

4. 积极参与对人群的预防保健　丰富知识,熟悉技能,培养观察、分析和处理社区卫生问题的能力。在开展工作时,必须从健康出发、从人群出发、从所服务社区的健康和疾病的类型出发,运用预防保健的知识和技术,以促进健康、预防疾病、提高人的生命质量为出发点。

保健学是研究外界环境因素与人体健康相互关系的科学,常用的方法有:

1. 现场调查法　现场调查法是在现实条件下进行调查观测的方法。常用环境流行病学调查的方法,通过环境流行病学调查可以查明环境因素对人体健康产生什么危害,这种危害发生的原因,发展的规律以及判断预防措施的效果。

2.实验研究法　实验研究法是在严格控制条件下进行观测的方法。现场调查为实验研究提供课题,通过实验研究可以进一步验证现场调查的结果,使认识深化。反之,实验研究的成果又必须回到现场去考验。所以现场调查法和实验研究法是相辅相成的,是使认识不断深化的研究方法。

3.医学统计法　不论大面积的现场调查,还是小规模的实验研究,要获得准确、客观、有效的观测结果都要事先运用统计学的方法进行科学的设计。观测的结果又要运用统计学的方法进行分析、处理、才能比较科学的说明问题,发现规律。

小　结

保健学是贯彻"预防为主方针"实现"健康为人人,人人为健康"目标的一门重要学科,是预防医学的进一步发展,是培养能初步运用预防保健知识,按照人的基本需求和生命发展不同阶段的健康需要,向个体、家庭和社区提供整体护理和保健服务,并能进行健康教育的新型护士的一门主要专业课。随着医学模式的转变,护理逐步确立了以病人为中心的整体护理的思想,认为人是一个与周围环境密切相关的整体,病人同时也需要心理、精神护理,治愈疾病是恢复健康、保护健康的重要环节,但医务人员的任务绝不仅仅是"治病"还肩负有维护个体的身心健康,从而达到促进群体健康的重任。

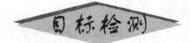

目标检测

简答题

1.说出什么是卫生保健学。

2.叙述学习卫生保健学的意义。

3.说出卫生保健学的基本任务。

(巫世瑜)

参 考 文 献

陈锦治. 2003. 卫生保健. 北京:科学出版社

陈锦治. 1999. 卫生保健学. 南京:江苏科学技术出版社

沈志谦. 1998. 预防医学. 北京:人民卫生出版社

秦前红. 1999. 卫生保健. 北京:人民卫生出版社

陆培廉. 1996. 预防医学. 北京:人民卫生出版社

王翔朴. 1996. 卫生学. 北京:人民卫生出版社

第 2 节　健康与保健

学习目标

1. 说出健康的概念与内涵
2. 叙述健康的标准和影响健康的因素
3. 解释初级卫生保健的内涵及产生的背景
4. 叙述初级卫生保健的内容
5. 说出初级卫生保健的特点和实施原则

一、健康的概念和标准

(一) 健康的概念

随着医学的发展,人类对健康(health)的认识逐步深入。最早认为"无病或不虚弱就是健康"的观念,在 20 世纪 30 年代,代之以"结实的体格和完善的功能,并充分地发挥其作用"。1948 年 WHO 在创立之初又把健康定义为"健康不仅是没有疾病或不虚弱,而且包括在身体上、精神上和社会适应方面的完美状态"。1978 年,WHO 在《阿拉木图宣言》中重申这一定义,并指出:"健康不仅是疾病与体弱的匿迹,而是身心健康、社会幸福的完好状态"。1990 年 WHO 在有关文件中论述健康时又提出,健康包括"躯体健康、心理健康、社会适应良好、道德健康"四个方面。可见健康是一个动态概念,随医学发展而不断深化和完善,它是一个极其复杂的现象。

从这些定义中可得出健康的内涵:①一般的安宁状态,可以过正常生活和参加生产劳动。②自我感觉良好。发自内心的良好感觉是健康的基准,比之本人所处环境对健康的影响更为重要。③个体对环境中各种因素有调节和适应能力。④从事各项工作的效率高。⑤个人不仅要对自己的健康承担责任,而且还要对他人、对社会承担责任。

WHO 健康新概念受到世人推崇,因它明确地指出健康是一个社会问题,把人作为一个社会人看待,把生物、心理和社会三者兼容,符合现代整体医学模式"健康不仅仅是没有疾病或虚弱"的主张,从根本上纠正了"健康就是无病"的健康观。但这一健康观也曾受到某些指责,有人认为"完好状态"过于抽象,这一目标是可望而不可即的。对此我国医学哲学界有学者认为需正确理解该定义,不要将其看做是对医学而言的,而要把它看做是世界上每一个国家、每一个社会都应努力为之奋斗的目标。

（二）健康标准

WHO 提出健康新概念已经半个多世纪了，为了帮助人们正确理解健康的内涵，WHO 提出了衡量个体健康的参考标准：①精力充沛，能从容不迫地应付日常生活和工作而不感到过分紧张。②处事乐观，态度积极，乐于承担责任，事无巨细，不挑剔。③善于休息，睡眠良好。④应变能力强，能适应环境的各种变化。⑤对一般性感冒和传染病具有抵抗力。⑥体重适当，体形匀称，站立时头、肩、臂位置协调。⑦眼睛明亮，反应敏锐，眼睑不发炎。⑧牙齿清洁，无空洞，无痛感；齿龈颜色正常，无出血现象。⑨头发有光泽，无头屑。⑩肌肉、皮肤富有弹性，走路轻松。

心理健康的六条标准：①对现实的正确认识，看问题能持客观的态度。②自知、自尊与自我接纳，能现实地评价自己。不过分地显示自己也不刻意地取悦别人，既接纳自己的优点也接纳自己的缺点，一个人如果连自己都不喜欢，又怎样谈得上喜欢别人。③自我调控的能力，能调节自己的行为，既能克制自己的冲动，又能调动自己的身心力量，在实践中实现自己的更高级目标。④与人建立亲密关系的能力。关心他人，善于合作，不为了满足自己的需要而苛求于人，这种人有知心的朋友，有亲密的家庭。而不健康的人，人际关系紧张，处处利用他人，以达到自己的目的。⑤人格结构的稳定与协调。这种稳定与协调包括理想与现实差距的调适，包括认知与情感的协调。⑥生活热情与工作效率。人人都会有苦恼，但心理健康的人能从生活与工作中寻得快乐。

最近，世界卫生组织又提出了身心健康的八大标准：①食得快：进食时有很好的胃口，能快速吃完一餐饭而不挑剔食物，这证明内脏功能正常。②便得快：一旦有便意时，能很快排泄大小便，且感觉轻松自如，在精神上有一种良好的感觉，说明胃肠功能良好。③睡得快：上床能很快熟睡，且睡得深，醒后精神饱满，头脑清醒。④说得快：语言表达正确，说话流利。表示头脑清楚，思维敏捷，中气充足，心、肺功能正常。⑤走得快：行动自如、转变敏捷。证明精力充沛旺盛。⑥良好的个性：性格温和，意志坚强，感情丰富，具有坦荡胸怀与达观心境。⑦良好的处世能力：看问题客观现实，具有自我控制能力，适应复杂的社会环境，对事物的变迁能始终保持良好的情绪，能保持对社会外环境与机体内环境的平衡。⑧良好的人际关系：待人接物能大度和善，不过分计较，能助人为乐，与人为善。

二、影响健康的因素

20 世纪 70 年代以来，布鲁姆（Blum）提出的环境健康医学模式、拉隆达（Lalonde）和德威尔（Dever）提出的综合健康医学模式、恩格尔（Engel）提出的生物-心理-社会医学模式等在实践中逐步得到完善，构成了现代医学模式的理论基础。按照现代医学模式的指导思想，影响人类健康的因素包括以下四类：

（一）环境因素

1. 自然环境因素　自然环境因素是指围绕人类社会的自然条件的组合，包括生物因素、物理因素和化学因素。无论是原生环境还是改造而成的次生环境，都存在有大量的与健康有益的因素或危害因素，生态破坏会失去有益因素而增加危害因素，使自然环境、水、空气、食物等受到病原微生物、理化物质的污染；生产环境中的职业性危害、噪声及不安全的公路设计等均可构成对人工环境健康的威胁。人们在改造世界取得巨大胜利的同时，往往也制造出诸多新的危害自身健康的因素。这充分说明，即使是自然环境问题，也受着社会因素的支配和影响。

2. 社会环境因素　社会环境因素是指社会各分子间所表现的交互关系和共同行为的构成要素，主要包括社会特征（社会制度、社会文化、人口和经济水平等）、人群特征（风俗习惯、宗教信仰、婚姻状况、经济收入、居住条件、营养状况、人际关系等）以及在特定的社会环境条件下人们形成的心理因素，都直接或间接地制约着人类健康水平的提高和疾病的发生、发展与转归，并在很多方面对健康起着决定性作用。贫困者所面临危险因素的机会要超过富裕者；文化程度低的所受危险因素的侵害要超过文化程度高的。另外，社会带来的工作紧张及生活压力以及在人际关系中的矛盾等，均可对健康产生严重的危害。

（二）生活方式及行为因素

生活方式是人在社会化过程中，逐步形成的行为习惯。良好的习俗和良好的行为对健康起着促进作用。不良习俗和不良嗜好对健康会带来危害。个体的生活行为是个体社会化进程中属于个体本质东西的外现，具有极大的可塑性，而且还影响着其他的个体或群体。在美国，处于死因谱前 10 位的疾病中，有 7 种死亡原因与生活方式和行为危险因素有关。如果改变生活方式和行为，如戒烟、减少饮酒、参加体育活动、合理营养、保持乐观情绪等，可以明显降低心脑血管疾病、心脏病和癌症等疾病的死亡率。至于社会越轨行为（如滥用药物、不良性行为等）对健康带来的危害及其对社会造成的危害，更是有目共睹的。

（三）生物遗传因素

人是一个复杂的、统一的有机整体，在长期生物进化过程中，形成了遗传、成熟老化和机体内部的复合因素，直接影响人类的健康。目前已经知道，有些疾病（如血友病、色盲、精神性痴呆等）是直接与遗传因素有关的。但多数疾病，如某些精神障碍性疾病、糖尿病和部分肿瘤、心血管疾病，则往往是遗传因素与环境因素、生活方式和行为综合作用的结果。

（四）医疗卫生服务因素

医疗卫生服务是社会用于防制疾病、促进健康的有效手段。因此医疗卫生服务的工作状况将直接影响人群的健康水平。卫生工作方针的正确与否、医疗卫生机构布局是否合理,群众就医是否及时、方便,能否承担医疗费用,医疗技术水平的高低以及卫生服务质量的好坏,都会影响人群的健康和疾病的转归。

综合健康医学模式见图 3-1。

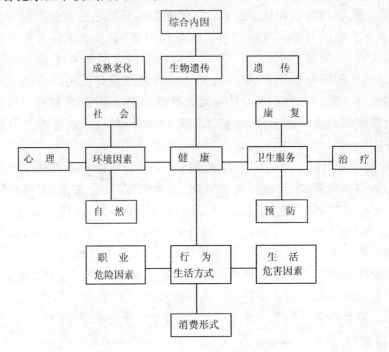

图 3-1　综合健康医学模式

根据生物-心理-社会医学模式对全球的主要死因进行归类,1991 年,WHO调查显示,行为和生活方式占 60%、环境因素占 17%、生物遗传因素为 15%、卫生服务为 8%,结合中国城乡死亡因素的调查资料(表 3-1,表 3-2)不难看出,与社会紧密相关的行为和生活方式确已成为引起死亡的主要危险。

表 3-1　中国主要死因的因素分析(%)

死　因	环境因素	不良生活方式和行为	人类生物学因素	卫生服务因素
心脏病	18.1	47.6	28.6	5.7
脑血管疾病	14.8	43.2	36.1	6.6
恶性肿瘤	7.0	45.2	45.2	2.6
意外死亡	67.6	18.8	10.3	3.4
呼吸系统疾病	17.2	17.2	13.3	30.5
消化系统疾病	23.8	17.0	28.4	28.4
传染病	15.9	18.9	56.5	8.8
其他	8.7	19.6	18.9	52.9
合　计	37.3	19.7	10.9	32.1

资料来源:梁浩材《全国 19 个城乡点的典型调查》结果(1981～1982)

表 3-2　广州、珠海两市 1 岁以上主要死因的因素分析

死　因	占全部死因	环境因素	不良生活方式和行为	人类生物学因素	卫生服务
脑血管疾病	23.28	7.94	51.29	34.55	6.22
恶性肿瘤	10.93	3.76	60.65	33.08	2.51
呼吸系统疾病	14.64	8.53	59.04	24.57	7.85
意外死亡	8.64	54.04	32.59	1.86	11.18
心脏病	7.79	7.05	50.64	35.90	6.41
消化系统疾病	5.64	7.96	53.10	17.70	21.24
其他	20.68	7.73	27.78	49.28	15.22
合计	100.00	10.79	49.05	31.32	8.84

资料来源:梁浩材报告的调查结果(1991~1992)

三、初级卫生保健

健康是人类最基本的权利。保护和增进健康,不仅是卫生事业发展的根本任务,也是世界各国发展的重要社会目标。为了使不同国家和不同地区的人民都能得到基本的卫生服务,提高人类的健康水平,WHO 在 1977 年第 30 届世界卫生大会上提出了一项旨在增进人类享有卫生服务公平性的全球性社会目标——"2000 年人人享有卫生保健"(health for all by 2000,简称 HFA/2000);又在 1978 年举行的国际初级卫生保健会议上提出"初级卫生保健"(primary health care,简称 PHC)是实现"2000 年人人享有卫生保健"的基本途径和关键。HFA/2000 和 PHC 的提出,标志着全球卫生工作进入了一个新的发展时期,开创了全球卫生革命的新纪元。

21 世纪影响健康的新趋势

①广泛存在的绝对和相对贫困。②人口变化。③老龄化和城市化。④流行病学变化。⑤传染病的高发病率。⑥慢性非传染病、损伤和暴力发病率上升。⑦对人类生存的全球环境和工业化的威胁。⑧新技术信息和远程医学服务。⑨生物技术的新发展。⑩私立和公立部门以及公民社会之间的卫生伙伴关系。⑪贸易、旅行和价值观以及思想传播的全球化。

(一) 初级卫生保健的含义

《阿拉木图宣言》对初级卫生保健做出的解释为:初级卫生保健是一种最基本的保健,它依靠切实可行、可靠而又受社会欢迎的方法和技术,通过个人和家庭的充分参与而达到普及,其费用是国家和社会依靠自力更生和自觉精神在各个发展阶段上有能力担负得起的基本卫生保健。初级卫生保健是国家卫生系统的中心职能和主要焦点,是国家卫生系统和整个社会发展的组成部分,是个人、家庭和社区与国家卫生系统保持接触的第一环,它使卫生保健尽可能接近于人民生活和工作场所,是卫生保健持续进程的起始一级。

初级卫生保健的真正含义是:

1. 初级卫生保健的服务对象是全体居民,它使卫生保健服务最大限度地深入到人们工作和生活的场所。

2．初级卫生保健的方法是经过实践检验的、有科学依据的、其费用个人和政府都支付得起的方法和技术。

3．初级卫生保健的承担者除了卫生部门外，还包括政府和各有关部门，并且通过个人、家庭和社区的广泛参与才能实现。

4．初级卫生保健工作的重点是预防疾病，增进健康，控制和消灭一切危害人民健康的各种因素。

5．开展初级卫生保健的目的是使全体人民公平地获得基本的卫生保健服务，从而促使全体社会成员达到与社会经济发展水平相适应的最高可能的健康水平。

在世界范围内实施初级卫生保健十年后，针对一些国家对其认识的局限性，WHO 对其内涵做了进一步补充，其要点可概括如下：

1．初级卫生保健的实施将促进整个卫生事业（包括卫生系统内各个层次和机构）发生新的变革，使卫生资源的开发和利用都面向人人享有卫生保健的总目标。

2．初级卫生保健并非仅指个人和社区与卫生系统接触的第一级卫生服务，而是包含从第一级接触开始的一切级别的医疗预防保健服务。

3．实施初级卫生保健是实现"人人享有卫生保健"目标的基本途径，这一策略并非只限于农村，还包括城市。

4．初级卫生保健不仅适用于发展中国家，还同样适用于发达国家。

5．初级卫生保健的八项内容是开展初级卫生保健最低限的基本活动，但绝不仅限于这些活动。

6．初级卫生保健并非是低水平的卫生保健服务，它旨在公平地分配和使用有限的资源，把卫生资源的投入转向解决大多数人的基本卫生问题上。

7．初级卫生保健策略强调成本投入的效果和效率，而不仅仅是低成本，即最大限度地利用有限的卫生资源，为广大人民群众提供尽可能好的卫生服务，以达到尽可能高的健康水平。

（二）初级卫生保健的内容

根据《阿拉木图宣言》，初级卫生保健要着眼于解决居民的主要卫生问题，包括四个方面的活动。

1．增进健康　通过健康教育、保护环境、合理营养、饮用安全卫生水、改善卫生设施、开展体育锻炼、促进心理卫生、养成良好的生活方式，以增强自我保健能力，保持心理和身体健康等活动。

2．预防疾病　在研究社会人群健康和疾病的客观规律及它们和人群所处的内外环境、人类社会活动的相互关系的基础上，采取积极有效的措施，预防各种疾病的发生、发展和流行。

3．医治病伤　及早发现疾病，及时提供医疗服务和有效药品，以避免疾病的发展与恶化，促使早日好转痊愈，防止带菌（虫）和向慢性发展。

4．康复服务　对丧失了正常功能或功能上有缺陷的残疾者，通过医学的、教育的、职业的和社会的措施，尽量恢复其功能，促使他们重新获得生活、学习和参加社会活动的能力。

《阿拉木图宣言》中提出初级卫生保健的具体内容因不同的国家和居民团体可有所不同,但至少包括以下八项内容:

1．当前主要卫生问题及其预防和控制方法的宣传教育。

2．必要的营养和供应充足的安全饮用水。

3．提供基本的清洁卫生环境。

4．开展妇幼保健工作,包括计划生育。

5．主要传染病的预防接种。

6．地方病的预防和控制。

7．常见病和外伤的合理治疗。

8．供给基本药物。

1981 年在第 34 届世界卫生大会上,除上述八项内容外,又增加了"使用一切可能的方法,通过影响生活方式和控制自然和社会心理环境来预防和控制非传染病和促进精神卫生"一项内容。强调重视工业发展和生活方式改变可能带来的职业性疾病、慢性病、外伤和肿瘤的预防及精神卫生等,这一切都应包括在初级卫生保健的内容中。故近年来,国内各地在制定初级卫生保健的工作内容和评价指标时,也相应纳入了乡镇工业劳动卫生、精神卫生、老年卫生、口腔卫生、社区康复等相关指标。

(三) 初级卫生保健的特点

初级卫生保健具有社会性、群众性、艰巨性和长期性等特点。

1．社会性　健康不仅是指没有疾病或虚弱,而是指健全的身心及社会适应能力的总体状态,这是每个人的基本权利。使所有人达到尽可能高的健康水平是世界范围内的一项重要社会性目标。要实现这一目标,开展初级卫生保健是关键性措施。影响居民健康的因素,既有社会经济、自然环境、生态环境和医疗卫生条件的影响,又有生物因素、理化因素、心理因素和居民习俗的影响。因此,初级卫生保健具有广泛的社会性。

2．群众性　初级卫生保健的对象是居民群体。初级卫生保健关系到全世界每个居民、每个家庭、每个社区。居民不仅有享有卫生保健的权利,同时有参与实施初级卫生保健的义务。因此,初级卫生保健具有广泛的群众性。要不断教育、组织群众,自觉起来同不卫生的习惯和各种疾病做斗争,采纳符合卫生要求的生活方式,养成爱清洁、讲卫生的习惯,形成健康行为,提高自我保健与家庭保健的能力。

3．艰巨性　不论是从当今世界亟待解决的卫生问题来看,还是从我国卫生状况来分析,初级卫生保健的任务是相当艰巨的。我国农村的经济、文化和教育水平还比较差,卫生事业的发展与社会经济发展不同步,初级卫生保健经费不足,缺少所需要的适宜人才及适宜技术,医疗卫生事业还满足不了人民对医疗保健日益增长的需要,加上我国各地经济、文化发展很不平衡,城乡之间、沿海内地之间卫生状况差别甚大,不少农村人口仍然饮用不符合卫生要求的水,绝大部分粪便尚未得到无害化处理。在相当多的地区,传染病、寄生虫病和地方病仍然严重威胁着人民的健康。心血管疾病、脑血管疾病、恶性肿瘤和遗传性疾病等在全国已上升为对人民生命的主要威胁。随着经济改革和对外开放的不断深入，已经和将要带来的若干新的卫生问题，亟须研究解决。

4. 长期性　我国初级卫生保健面临着许多新情况、新挑战。随着社会的发展、人群年龄结构的变化和居民生活水平的不断提高，人们对卫生保健的要求愈来愈高，不仅要求有医有药，而且追求健康长寿。因此，初级卫生保健的范畴要随时间的推移、经济的发展而不断扩展。

（四）初级卫生保健实施的原则

1. 社会公正原则　初级卫生保健思想的核心是实现卫生服务提供和卫生资源分配与利用的公正性。要确保满足人民最基本的卫生需求所必需的资源上和服务上的可及性和覆盖面，有效地减少卫生服务"利用者"和"未利用者"之间的差别，尤其是应把有限的资源优先用于缺医少药，疾病多发和危险性人群和地区。这不仅意味着在可能的情况下增加卫生资源的投入，更重要的是根据需要重新布局和配置现有的资源。

2. 社区与群众参与原则　在改善卫生状况和健康水平的过程中，社区和人民群众将发挥重要作用。因此，必须大力宣传和动员人民群众和社区，使他们充分了解初级卫生保健产生的意义和方法，充分认识到必须依靠自己的力量促进健康，每一个体都应对他们自己和家庭成员的健康负责，必须调整自己的行为和生活方式，充分利用适宜的卫生技术和保健服务，成为当地政府和有关组织的合作者。

3. 部门协同原则　卫生目标在整个人类发展过程中具有高度优先权。初级卫生保健哲学观已提示不良健康与整个社会状况密切相关，初级卫生保健是社会经济发展的组成部分。因此，要达到"尽可能高的健康水平"只靠卫生部门是不能实现的，必须由政治、经济、文化、生产等各个领域共同承担责任，必须依靠卫生部门与各个相关部门为促进人类健康的共同行动和密切协作，并要建立特殊机制以保持这种部门之间通力合作的协同性。

21世纪全球卫生具体目标

①卫生公平:儿童期发育不良。②生存:孕产妇死亡率、儿童死亡率、期望寿命。③扭转五种主要大流行病的全球趋势。④根除和消灭某些疾病。⑤改进获得水、环境卫生、食品和住房。⑥促进健康的措施。⑦制定、实施和监测人人享有卫生保健国家政策。⑧改进获得综合、基本、优质卫生保健。⑨实施全球和国家卫生信息和监测系统。⑩支持卫生研究。

4. 成本效果和效率原则　初级卫生保健是以最少的成本产生最大效益的模式分配资源，并且这种效益的衡量标准应以大多数人健康需要的满足程度为依据。成本效果和效率原则还要求变革资源分配的模式，使资源投放方向从医院和专科服务为主转向地区卫生体制和基层卫生工作方面。

这四项原则的提出是初级卫生保健哲学思想核心的重要体现，并且是这一思想经实践检验之后的总结和概括，应成为实施初级卫生保健的重要指导原则。

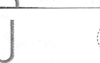

　　健康不仅是没有疾病或不虚弱，而且要有健全的身、心状态和社会适应能力，即健康包括"躯体健康、心理健康、社会适应良好、道德健康"四个方面。本节通过健康内涵及其标准的阐述，强调心理健康是衡量个体是否健康的基本标准。健康受环境、生活方式及行为、生物遗传、医疗卫生服务四个方面因素的影响，其中不良生活方式及行为是引起人类死亡的主要危险。为了使不同国家和不同地区的人民都能得到基本的卫生服务，提高人类的健康水平，WHO 提出了"2000 年人人享有卫生保健"的全球卫生战略目标，并指出实现这个目标的基本途径和关键是初级卫生保健。本节重点阐述了初级卫生保健产生的背景及其内涵、内容、特点和实施原则，揭示出初级卫生保健的重要意义在于体现了社会公正原则；是社会发展的组成部分；是人类获得最高健康水平的关键。

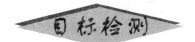

一、单项选择题

1. 健康内涵中最重要的是

　　A. 不虚弱　　　　　　　　　　　B. 自我感觉良好

　　C. 对环境有适应能力　　　　　　D. 机体功能正常

2. 在哪一年 WHO 指出初级卫生保健是实现全球卫生战略目标的基本途径和关键

　　A. 1974　　　　　　　　　　　　B. 1978

　　C. 1982　　　　　　　　　　　　D. 1986

3. 全球卫生战略目标的提出是为了实现卫生服务的

　　A. 公平性　　　　　　　　　　　B. 方便性

　　C. 合理性　　　　　　　　　　　D. 全面性

二、填空题

1. 健康不仅是没有_____或_____，而且包括在_____、_____和_____方面的完美状态。

2. 健康"五快"指_____、_____、_____、_____、_____。

3. 影响健康的四大因素是_____、_____、_____、_____。

4. 初级卫生保健的特点是_____、_____、_____、_____。

5. 初级卫生保健的实施原则有_____、_____、_____、_____。

三、是非题

1. 不符合健康标准的人是不健康的。（　　　）

2. 初级卫生保健不仅适用于发展中国家，还同样适用于发达国家。（　　　）

　　3. 初级卫生保健工作的重点是预防疾病,增进健康,控制和消灭一切危害人民健康的各种因素。(　　)

　　4. 初级卫生保健是低水平的卫生保健服务。(　　)

　　5. 初级卫生保健指个人和社区与卫生系统接触的第一级卫生服务。(　　)

四、简答题

　　1. 健康的内涵是什么? 依据健康标准,你觉得自己健康吗?

　　2. 何谓PHC? 其有哪些内容?

(王永军)

参 考 文 献

陈锦治 . 2003 . 卫生保健 . 北京:科学出版社

梁万年 . 2003 . 卫生事业管理学 . 北京:人民卫生出版社

李 鲁 . 2003 . 社会医学 . 第2版 . 北京:人民卫生出版社

第3节　社区保健

学 习 目 标

1. 说出社区保健的概念
2. 叙述社区保健的工作内容
3. 详述社区保健评价的目的、意义、内容和类型

　　社区保健是指社区的卫生工作者和有关机构,通过对社区内人群、文化教育、风俗习惯、生活方式、社会特征等一系列与健康有关的因素进行全面深入地调查研究,并在此基础上做出社会诊断、提出社会处方及实施社区保健计划,并对社区保健方案的实施过程进行检查评价的过程。世界卫生组织(WHO)认为,卫生保健服务必然贯彻"社区化"原则。社区保健突出了社区的特点和保健需求,强调社区对其全体成员的健康应负有主要责任。开展社区卫生保健,提高社区人群的健康水平,已成为许多国家卫生事业发展的主要方向。

一、社区保健工作的内容

　　社区保健是融预防、医疗、保健、康复、健康教育、计划生育技术服务等为一

体的,有效、经济、方便、综合、连续的基层卫生服务。

1.社区卫生诊断　在街道办事处、居民委员会等社区管理部门组织领导以及卫生行政部门的指导下,了解社区居民的健康状况,针对社区主要健康问题,制定和实施社区保健工作计划。

要想提供良好的社区保健服务,就必须有一个正确、完整的社区诊断,了解社区的健康问题及其需求,制定出有效的保健服务计划,就如同医生诊治病人,需要做出正确的诊断后才能开出处方。在开展社区诊断之前,必须掌握大量的资料,如生命统计、健康问题、家庭结构、生活周期等,同时还要了解社区居民对保健服务的认识、态度及卫生资源、卫生服务利用情况等资料,通过这些资料寻找出影响健康的主要卫生问题,也就是做好社区诊断工作,描绘出社区健康状况并定出优先处理顺序。

社区诊断是社区保健服务工作的首要环节,它一般分为四个部分,即确定社区中的主要健康问题并排出优先解决的顺序,确定社区保健工作的目标,组织实施和评价。社区诊断是循序渐进,周而复始的工作。

2.社区健康教育和健康促进　健康教育是通过有计划、有组织、有系统的教育活动,促使人们自觉地采取有利于健康的行为和生活方式,消除和降低影响健康的危险因素,以预防疾病,促进健康,提高生活质量。社区健康教育为社区保健的灵魂,是初级卫生保健的重要任务之一。社区健康教育的根本精神是从以疾病为中心的服务模式转变为以健康为中心和以人类发展为中心的服务模式,以提高人的素质为总目标。社区健康教育运用健康教育的理论与方法,解决和改善社区居民中存在的有关健康、卫生问题的实践过程,它的内容广泛,从大众媒体的运用到干预具体的健康问题与卫生问题,涉及到群体身心健康、三级预防、医疗和康复,并贯穿卫生保健服务的诸多方面。

健康促进是指促进人们控制和改善自身健康能力的过程,它要求各个国家采取一种合适的策略增进人们与自然和社会环境之间的协调,平衡个体对健康的选择与社会责任之间的关系。它包括健康教育和其他能促使行为和环境向有益于健康改变的一切支持系统。健康促进不仅需要个人行为的改变,还要求有政府行为和社会环境条件的改变,它比健康教育更进一步,更能充分发挥个人、家庭和社会各自的健康潜力。具体内容有:

(1)针对社区主要健康问题,明确社区健康教育的重点对象、主要内容及适宜方式。

(2)开展面向群体和个人的健康教育,指导社区居民纠正不利于身心健康的行为生活方式。

(3)配合开展免疫接种、预防性病、艾滋病、无偿献血、生殖健康、禁毒及控烟等宣传、教育。

3.社区预防　社区预防是社区保健的重要组成部分,主要包括:传染病和多发病的预防;卫生监督和管理;慢性病的控制。

传染病预防工作除做好计划免疫外,要抓好卫生基本建设,如粪便污水处理、饮用水管理和食品卫生监督、公共场所卫生管理和消毒等。执行传染病报告、隔离检疫等制度,以消灭传染源,控制传染病。

随着疾病谱和死亡谱的变化,对慢性病的防制与管理已成为社区保健服务的一项重要内容。据专家估测,80%左右的慢性病可在社区进行治疗、康复。根据三级预防精神,从疾病的病因、发病、康复,直至临终,均有预防工作任务,社区保健服务中心应贯彻预防为主的方针。

4. 社区医疗　社区医疗是全科医生向社区内的居民及其家庭提供的基本医疗服务。社区医疗提供的是以门诊和出诊为主要形式的基层医疗服务,不仅是社区保健项目中为居民提供的主要服务内容,也是社区保健其他工作的基础。

与传统的基层医疗服务相比较,社区医疗的最大特征在于其所提供的服务是以社区为范围、以家庭为单位的连续性和人格化的医疗服务,内容包括:为社区居民诊治常见病、多发病以及慢性病,并根据需要,做好转诊和会诊等工作;为居民建立健康档案,掌握居民及家庭的健康背景资料;开展缓和医疗,为临终病人及家庭提供周到的、人性化的服务。社区医疗特别强调使用适宜技术、中医中药等,以适应群众需要,减轻人民负担。

5. 社区康复　社区康复是指患者(或残疾者)经过临床治疗阶段后,为促进其身心进一步地康复,由社区继续提供的医疗保健服务。社区康复与医疗康复不同,它体现了临床医疗和预防保健结合,心身全面兼顾,连续性、协调性的功能恢复和角色重建服务,是实现人人享有卫生保健战略目标的重要内容。

社区康复的宗旨是充分利用社区资源,在社区或家庭环境通过康复训练使患者(或残疾者)的疾病好转或痊愈,生理功能得到恢复,心理障碍得到解除;使残疾者能更多地获得生活和劳动能力,重新有尊严、平等地享受社会权利和义务。具体内容有:

(1) 了解社区残疾人等功能障碍患者的基本情况和医疗康复需求。

(2) 以躯体运动功能、日常生活活动能力及心理适应能力为重点,提供康复治疗和咨询。

6. 社区重点人群保健　社区保健的范围包括从小到老,即婴幼儿、青少年、成人和老年保健,重点是脆弱人群保健(婴幼儿保健、老年保健和妇女保健)。社区儿童保健内容有:①及时为新生儿建立档案,进行系统管理。②学龄前儿童保健以防意外。③缺陷矫治。④预防接种和培养卫生行为。社区妇女保健多围绕着生殖健康进行:①围婚期保健:开展婚前卫生咨询与指导;进行婚前医学检查宣传;开展婚后卫生指导与生育咨询。②产前保健:了解孕妇的基本健康状况和生育状况;早孕初查并建册;开展孕妇及其家庭的保健指导。③产后保健:开展产后家庭访视,提供产后恢复、产后避孕、家庭生活调整等方面的指导。④更年期保健:提供有关生理和心理卫生知识的宣传、教育与咨询;指导更年期妇女合理就医、饮食、锻炼和用药。⑤配合上级医疗保健机构开展妇科疾病的筛查。老年保健的内容有:①了解社区老年人的基本情况和健康状况。②指导老年人进行疾病预防和自我保健。③指导意外伤害的预防、自救和他救。

精神卫生保健是社区保健的一个重要内容。现代生活节奏加快,人际交往频繁,市场竞争激烈,精神疾病日益增多。社区精神卫生保健向公众普及精神卫生知识,提高个体心理耐受力和适应力,预防心理障碍的发生。对有精神病患者家庭的亲属培训精神病知识,提高社区识别、理解、看护精神病人的水平。

7. 社区计划生育技术服务   社区是我国基层卫生服务的重要载体,社区的某些传统特征制约着人们的生育观念和生育水平,所以社区计划生育工作是我国计划生育工作的落脚点。在落实计划生育措施的很多方面,如对育龄妇女进行系统管理、计划生育宣传教育、服避孕药、上环、结扎等,都需要社区保健人员提供全面的、直接的技术指导。

8. 开展社区保健信息的收集、整理、统计、分析与上报工作。

9. 根据居民的需求、社区保健功能和条件,提供其他适宜的基层卫生服务和相关服务。

二、社区保健评价

评价泛指衡量人物或事物的价值。通过评价可及时发现问题,对规划进行修正、完善,使之更切合社区实际。

(一) 评价的目的和意义

1. 评价的目的

(1) 确定社区保健计划的适宜性与合理性。

(2) 确定社区保健所开展活动的种类、数量,确定所开展的活动是否适宜目标人群以及所开展的活动是否按照计划进行等等。

(3) 确定社区保健项目是否达到了预期的目标、存在的问题是什么,以及需要进一步改进的意见是什么等等。

(4) 向社区和项目资助方提供评价报告,报告社区保健所取得的结果、经验以及教训等等。

2. 评价的意义

(1) 社区保健项目评价可以保证社区保健项目实施取得成功。

(2) 评价可以使社区保健项目更具有科学性。

(3) 评价可以改善社区保健项目。

(二) 评价程序

1. 提出所关注的问题   评价问题和其答案构成了评价项目的基础。典型的评价问题包括:

(1) 项目达到预期目标了吗?

(2) 目标人群的特征是什么?

(3) 该项目对什么人群最有效?

(4) 如何保证效果?

(5) 项目的什么特性(如活动、场地、管理策略)最有效?

（6）怎样将项目的目标和活动推广到其他的人群和其他的地区？

（7）项目的成本效益怎样？

（8）社会的、政治的和财政的环境对项目的影响如何？

2．确定评价指标和标准　确定评价项目效果的标准是为了确定收集什么样的信息来证实项目效果。以"改善儿童不良卫生习惯"的项目目标为例，说明确定项目效果的标准。

（1）从父母、教师那里找到参加项目的儿童不良卫生习惯得以改善的证据。

（2）评价者通过对儿童的观察，了解他们已经改善的卫生习惯。

（3）通过体检得到儿童身体状况改善的证据。

（4）比较参加和未参加项目儿童的卫生习惯和身体状况之间的差异。

3．选择设计评价方案和参加者　评价方案的设计有多种，评价者可以根据评价的目的、项目实施的环境以及评价的标准来加以选择。常用的有随机化同期对照实验、非等同比较组设计、不设对照组的前后测试以及简单时间系列设计等。无论评价者选择哪种设计，都应该考虑以下几个问题。

（1）拟进行多少种测量？

（2）什么时候进行测量？

（3）有多少机构、人群或个人参加评价？

（4）选择什么样的机构、人群和个人参加评价？

4．选择资料的收集与分析方法　评价资料的收集由一系列的工作组成，包括确定测量变量、选择测量方法、确定测量的真实性和可靠性、对测量的质量控制、记录并解释测量的结果等。

评价资料常见来源有：文献资料、绩效测定、医疗记录、自填式问卷、个人访谈记录、现存的流行病学资料、直接观察的结果、体格检查的记录等等。

根据不同的资料选择相应的统计分析方法对资料进行处理，在分析时应该考虑：评价问题的特点和标准是什么？所测量的变量的性质是什么？样本量的问题，资料的真实性和可靠性等问题。

5．撰写并提交评价报告　评价报告由项目特点的描述、解释和对项目优点的评判三部分组成。评价报告应该描述评价的目的、展示评价的方法（包括设立标准的过程、研究设计、抽样方法、资料收集和分析的方法等）和评价结果，对项目结果及其意义进行讨论。评价报告的提交形式可以是口头报告、发表论文和出版书籍等多种形式。

（三）评价内容

社区保健项目的评价内容，依据评价目的的不同而有所不同。但总体上，应包含以下内容：

1．检查社区保健项目的适宜程度(关联程度)。

2．评价项目的足够程度　主要评价研究项目的制定工作,检查是否有明确的目的并将其等级化,采取的干预措施是否有效等。

3．检查项目的进度　将各项项目活动的现状同原计划相比较,调查完成与未完成的原因,找出存在的主要问题或障碍。

4．检查项目的效率　效率是指实施研究项目所取得的成果同投入的资源之间的对比关系,评价能否以更经济的方法来达到同样的结果。

5．评价效果　衡量项目活动所达到的预定目标和指标的实际程度。

6．评价效应　指项目对社会经济、医学教育发展等所产生的影响,以确定所评价的项目的长期影响和贡献。

(四) 评价的类型

1．环境评价　主要评价与社会经济发展有关的政策、制度等对社区保健项目的影响。

2．形成性评价　检查社区保健项目的干预措施或实施方案的有效性与可行性,同时还对研究承担机构或组织的有关经验和条件、人力资源、信息管理等进行评估。

3．基线评价　通过定性、定量相结合的方法收集有关资料。明确社区保健项目实施之前,有关指标的基准状况。

4．预试验评价　在正式的保健项目实施前,选取一小范围进行试点。评价实施项目的效果、干预方案的可行性、研究对象的满意度、进度安排的适宜度等。

5．财务评价　检查资金是否按计划分配、比较预算与实际费用开支、投入产出比,资金是否满足了研究项目的需要、是否发挥了作用等。

6．过程评价　检查研究项目实施过程中,各项活动是否按计划开展。

7．中期评价　当项目开展到一半时,综合检查项目设计的适宜性,环境变化对项目的影响,项目取得的阶段性成果与产出,考虑是否修改项目的计划、目标、投入等。

8．终末性评价　项目结束时,重点检查研究预期目标的达到程度,项目的可持续性以及推广应用的条件与范围。

链　接

社区保健工作的开展,应有大量的社区保健工作者,对他们的要求是:①知识广博。社区保健工作与医院工作有所不同,它的工作对象是人、人群、家庭。②具备管理才能。③具备比较好的人际关系,能与不同类型的人相处。④具备综合分析能力,能进行统计学处理。⑤善于理解其他领域的动向。⑥懂得教育学,能够针对不同的人进行卫生宣教。

小　结

　　社区保健是以社区人群为对象,以健康为中心,融疾病防制、健康教育、健康促进为一体的综合服务模式。也可以将社区保健理解为以健康促进为核心的社区综合防制模式。社区保健工作是以社区诊断、预防、医疗、保健、康复、健康教育、计划生育技术服务等为内容,向社区居民提供基层卫生服务,其工作的中心内容是初级卫生保健。本节对社区保健评价的目的和意义、评价程序、评价内容和评价的类型进行了阐述,旨在强调社区保健评价是卫生管理工作的主要环节之一,是全面检测、控制、保证计划方案设计、实施成功并取得应有效果的关键措施。由于社区保健最符合公平和可持续发展这两条健康的基本原则,因此它具有充分的合理性和无限的生命力。

目标检测

一、填空题

　　1. 社区保健是融_____、_____、_____、_____、_____、_____等为一体的,_____、_____、_____、_____的基层卫生服务。

　　2. 社区保健工作内容有_____、_____、_____、_____、_____、_____、_____。

　　3. 社区保健评价内容有_____、_____、_____、_____、_____。

　　4. 社区保健评价类型有_____、_____、_____、_____、_____。

　　5. 社区诊断一般分为_____、_____、_____、_____四部分。

二、简答题

　　1. 社区保健工作内容有哪些方面?

　　2. 社区保健评价的目的和意义是什么?

　　3. 社区保健评价一般遵循何程序?

(王永军)

参 考 文 献

顾　砉 .2001. 全科/家庭医学概论. 北京:科学出版社

李　鲁 .2003. 社会医学. 第 2 版. 北京:人民卫生出版社

梁万年 .2003. 卫生事业管理学 . 北京:人民卫生出版社

第 4 节　自我保健

学习目标

1. 记住自我保健的定义及意义
2. 说出危害健康的行为
3. 记住健康的生活行为
4. 说出预防心理疾病的措施
5. 说出体育锻炼的好处及原则

　　随着人民生活水平和文化水平的提高，人们对自身的健康也越来越重视。通过自我保健的实施，提高人民群众的自我保健能力，自觉养成一套较为科学的生活行为方式，创造良好的生活环境，是预防疾病、促进健康、提高生活质量的最有效的方法。

一、自我保健的概念和意义

　　1. 自我保健　是一种自发的群众性保健活动，其目的是防止疾病的发生，促进身心健康。WHO 的定义指出：自我保健是由个人、家庭、邻里、亲友和同事自发的卫生活动，并做出与卫生有关的决定。包括维护健康、健康促进、自我预防、自我观察、自我诊断、自我护理、自我治疗和自我康复。

　　自我保健的关键在于学习掌握科学的医疗保健知识，增强自我保健意识，提高自我保健的能力。用唯物主义的观点对自己的健康行为做出正确的选择和判断。自我保健的"自我"，从狭义上是指自己，从广义上讲不仅指自己，也包括家庭、邻里、亲友、同事及社区和管理部门。因此自我保健不仅是自己运用一些医疗保健方法和措施，来维护增进自身的健康，实际上，自我保健是将"医疗、预防、康复和保健"合为一体的综合性保健措施。

　　2. 自我保健的意义　自我保健是一种最古老、最基本的医疗保健形式，是人们解决健康问题的有效途径。

　　（1）自我保健能解决现代医疗服务的不足：①疾病模式从急性状态转向慢性状态，要求医疗干预从侧重治疗转向侧重保健。②现代医学治疗疾病的局限性，特别是对一些老年性疾病，缺乏有效的治愈手段。③不断上涨的医疗费用，让许多人难以承受。④现代医学缺乏人格化的服务，使医患关系缺乏融洽。

⑤人们对健康的认识水平逐渐提高,希望在健康的问题上履行个人责任。因此,自我保健变得越来越重要,普遍被人们所接受。

(2) 自我保健具有较好的社会效益和经济效益:当人们感到有健康问题时,首先采取的行为往往不是马上求助于医生,而是采取某种形式的自我保健。实际上,几乎每个病人就诊前,都已经根据自己的经验或他人的指点进行了自我诊断和自我治疗。一些轻微的健康问题完全可以通过自我保健来解决,即使在就诊或住院之后,自我保健也仍然在继续发挥作用,表现为积极配合医生和治疗,对医嘱的顺从性明显增加,提高了医疗效果,从而有效地缓解了医疗压力,大量地节约了医疗资源,取得了较好的社会效益和经济效益。

二、自我保健的措施

自我保健的实施是人们在日常生活中,依靠自己的努力,通过采取主动的保健行为来维护自身健康,预防和治疗疾病的过程。自我保健并没有什么高深的医学知识,也没有什么复杂的技术,甚至只是一些十分浅显的道理,但却在很大程度上决定着个体的健康与长寿。

(一) 矫正危害健康的行为

1. 危害健康的行为   通常可分为以下四类:

(1) 日常危害健康的行为:主要包括吸烟、酗酒、药物成瘾与吸毒、不良性行为等。

(2) 不良饮食习惯:不良饮食习惯有:①偏食、挑食和过多吃零食。②高热能、高脂肪、高糖、高盐、低蔬菜、水果和加工度较低的食物。③嗜好腌制食品、熏烤食品、发酵食品、反复加热油脂等。④经常摄入被农药、真菌毒素、有害化学物质污染的食物。⑤不良进食习惯,如进食过快、过热、过硬、过咸、过酸等。

(3) 致病行为模式

1) A型行为模式:表现为行事急促、时间紧迫感强、说话快而响、脾气急躁、争强好胜、竞争心剧烈、事业心强、对人常怀有敌意、好发脾气等行为特点,是心脑血管疾病的易患因素。

2) C型行为模式:童年时常有心理创伤,性格上倾向于自我克制、压抑情绪、怒向内发、焦虑成性等特点。多发生各种肿瘤,又称肿瘤易发性行为。

(4) 不良求医行为

1) 隐瞒病史:有些病人在求医时由于存在怀疑、害羞等心理,不愿讲出实情,常影响及时正确的诊断。

2) 虚报病情:有些病人故意把病情说的很严重以便引起医生的重视。

3) 焦虑忧郁:病人在治疗过程中疗效不明显或久治不愈时,便产生焦虑、忧郁,失去治疗信心,导致心理压力过重,从而影响进一步治疗。

4) 羞耻与恐惧:病人到医院检查时,由于疾病的部位或在面对异性医生就诊时,往往难于启齿,使得本来可以及早发现的疾病延误了治疗,造成了不必要的损失。

5)急于求成:疾病的康复要有一个过程,有些病人去病心切,就诊频繁,多科就诊,重复用药,大量用药,总想急于求成,结果是欲速而不达。

2.矫正危害健康行为的措施　　促进健康行为是矫正危害健康行为的主要措施。健康行为是指人们为了增强体质和维持心身健康而进行的各种活动。可以概括为:

(1)日常健康行为:合理营养、平衡膳食、适当睡眠、积极锻炼等。

(2)保健行为:定期体检、预防接种、空气消毒等合理应用医疗保健服务。

(3)避免有害环境行为:避免紧张的生活环境、过多的工作压力和自然环境污染。

(4)戒除不良嗜好:如吸烟、酗酒和滥用药物等。

(5)预警行为:预防意外事故的发生和一旦发生事故后,正确处理的行为,如乘坐飞机、坐汽车应先系好安全带,发生车祸后能自救和他救等。

(6)求医行为:指自己觉察到患病时,寻求科学可靠的医疗帮助的行为,如主动求医,提供真实的病史和症状,积极配合医疗护理,保持乐观情绪等。

(7)遵医行为:发现自己患病后,积极配合医生,服从治疗的一系列行为。

(8)病人角色行为:指病后及时解除原有角色职责,接受医疗服务,在身体条件允许的情况下做些有益的工作,伤残后积极康复,正确对待病残和死亡。

促进健康的行为,不仅表现在预防疾病上,在早发现、早治疗和疾病的康复上,也发挥着积极的作用。养成良好的行为习惯,对多种疾病都有较好的预防和治疗作用。

(二)健康的心理

1.心理健康的原则和标准

(1)心理健康的原则:主要包括三个方面:①心理与环境的协调统一。②心理与行为的完整统一。③人格的稳定性。

(2)判断心理健康的标准:美国心理学家马斯洛(Maslow)认为心理健康标准有十项:①有充分的适应能力。②充分了解自己,并对自己的能力做出适当的估计。③生活目标能力切合实际。④与现实环境保持接触。⑤能保持人格的完整和谐。⑥有从经验中学习的能力。⑦能保持良好的人际关系。⑧适度的情绪发泄与控制。⑨在不违背集体意志的前提下,有限度地发挥个性。⑩在不违背社会规范的情况下,个人基本需求能适当满足。

2.心理疾病　　心理疾病指病因或发病过程与人心理因素有关的一类躯体疾病,有异常行为。心理疾病的形成,是人的潜意识长期自我压抑的结果。

(1)心理疾病的原因:受许多因素的影响,非常复杂,主要有以下几方面:①社会压力。②知识更新压力。③竞争压力。④人际关系复杂化。⑤生存环境恶劣。⑥自我人生价值受压制。⑦个人的不良行为和习惯等。

(2)心理疾病的预防:通过个人、家庭、社会的共同努力,可使心理疾病减少到最低水平。主要预防措施有:

1)培养健全的性格:性格是人的个性特征,性格的形成有一定的遗传因素,家庭是性格特征形成的摇篮,尤其是父母的性格特征,会深刻的影响到幼儿和儿童,因此,家庭成员首先要具备健全的人格,才会培养、教育好下一代。

2) 保持良好的情绪,建立有效的心理防御机制:情绪指个体在一定场合所表现出的喜、怒、哀、乐、忧、思、恐等心理活动,也是人对客观事物是否符合自己需要而产生的内心体验。当面对各种挫折和打击,心理活动和情绪有可能失去平衡时,应能够自觉或不自觉地以某种理由或方式加以调整、消解、回避或否认内心所产生的紧张、不安和痛苦,从而恢复自身心理上的平衡。

3) 锻炼应对能力:如丰富自己的生活经历、开阔视野,提高自身适应环境的能力,学会缓解压力的技巧等,以有效地预防心理疾病。

4) 增强社会交往,形成良好的人际关系:社会交往有利于激发人们对事物的兴趣和好奇心,并能获取各种信息,保持不断进取的积极性,避免产生孤独感和抑郁症。在社会交往中,协调的人际关系有助于减轻心理应激反应,缓解生活事件引起的内心冲突,稳定情绪,提高自身的应对能力。

5) 家庭预防:当一个人面对各种压力时,家庭成员间的相互支持、鼓励、尊重、信任、谅解都是解除心理压力的良药,营造一个温馨和睦的家庭环境是十分必要的。

6) 学校预防:学校应在素质教育的过程中,用教师的高尚品德、渊博知识和表率作用去影响学生,培养学生正确的世界观,塑造良好的性格、个性和素质,使之成为既具有健全人格,又具有良好社会适应能力的优秀新一代。

7) 社会预防:社会是每个人展示才能的大舞台。因此,工作单位的主管人员要营造宽松的工作气氛,及时解决员工的困难,消解员工之间的矛盾,提高员工的素质,确保每个员工都有一个良好的精神状态。

3. 心理咨询 心理咨询的形式是多种多样的,最常采用的方式大致有:①门诊心理咨询。②电话咨询。③书信咨询。④宣传形式的心理咨询,如心理咨询讲座或咨询专栏等。对不同的心理咨询需求,可以根据具体情况来选用,以便获得最佳效果。

(三) 体育锻炼

1. 体育锻炼的意义 适当的体育运动可以预防疾病。特别是与缺乏运动相关的疾病,如肥胖、高血压、冠心病、动脉硬化、糖尿病等。通过运动可以对机体产生如下好处:①改善心血管系统的功能。②改善呼吸系统的功能。③改善脂质代谢,预防动脉硬化。④促进新陈代谢,改善消化功能。⑤增加骨密度及肌肉关节功能。⑥改善神经系统的功能。⑦提高机体免疫力。⑧保持健美身体,增强自信心。运动还可以缓解工作、生活和精神上的各种压力,调节人体的精神状态,消除疲劳,丰富生活,陶冶情趣,有利于健康情绪的培养。

2. 体育锻炼的原则 体育锻炼不是简单的体育活动,只有科学锻炼,才能达到健身的目的,否则还可能造成伤害。因此体育锻炼应遵循以下原则:①循序渐进。②坚持始终。③系统、全面锻炼。④区别对待,因人而异。⑤符合健身运动的三个条件,即安全、效果好、有兴趣。

3．体育锻炼的方法　提倡有氧运动,即人体活动时吸入氧量能够满足人体活动的氧消耗量,机体以有氧代谢供能,称为有氧运动。常见的运动有慢跑、散步、自行车、打球、健身操等。

4．体育锻炼的选择　应考虑到运动的时间、频率、强度及种类。并且制定一个锻炼计划,这样才能达到锻炼效果。

(1) 运动的时间与频率:有规律的体育锻炼活动,每次做 20～60 分钟的有氧运动,每周 3～5 次。适用于所有 2 岁以上人群。

(2) 运动强度:一般健康人达到中等运动强度的体育锻炼,心率是重要的参考,运动的适宜心率应是最大心率的 60%～90%,最大心率=220-年龄(表3-3)。

表 3-3　体育锻炼中不同年龄的适宜心率(次/10 秒)

年龄(岁)	20～	30～	40～	50～	60～	70～
心率(次/10 秒)	23～25	22～24	21～23	19～21	18～20	17～19

(3) 运动种类:采用大肌肉群、有节律性、可持续的有氧运动,如步行、慢跑、打拳、骑自行车、滑雪、滑冰、游泳、跳绳、跳舞、打球、爬楼等各种耐力性健身运动。

5．体育锻炼的评价　一般讲,锻炼后有微汗,感觉轻松愉快,食欲与睡眠良好,虽稍感疲倦,肌肉酸痛,但休息后可消失,次日感觉体力充沛,有运动欲望,表明运动适量。如果锻炼后大汗淋漓,头晕眼花、胸闷、气喘、非常疲劳;倦怠、脉搏在运动后 15 分钟尚未恢复;次日周身乏力,缺乏运动欲望,表明运动量过大,应注意调整减量。

(四) 合理营养与饮食卫生

食物是人类生存的基础,科学合理的饮食,不仅能保证机体得到足够营养,维持正常的生理代谢,促进健康,还可以减少因食物不洁而引起的疾病发生。

1．合理营养的原则　平衡膳食是合理营养的基础,平衡膳食不仅要求食物中有足够的营养素与热能,还要包括各种营养之间的平衡。任何一种食物都不能在质和量上满足人类对营养素的全部需求。为了达到合理营养的目的,必须将各种食物合理搭配组合。这种由多种食物构成的、能达到合理营养要求的膳食称为平衡膳食。

2．中国居民膳食指南　中国营养学会根据我国人民的膳食特点,结合国情制定了《中国居民膳食指南》,主要内容:①食物多样,以谷类为主。②多吃蔬菜水果和薯类。③常吃奶类、豆类或其制品。④经常吃适量鱼、禽、蛋、瘦肉,少吃肥肉和荤油。⑤食量与体力活动要平衡,保持适当的体重。⑥吃清淡少盐食物。⑦如饮酒应限量。⑧吃清洁卫生,不变质的食物。

该膳食指南适用于健康成人和 2 岁以上的儿童。其目的是指导我国居民科学合理的摄入食物,以期避免和减少"贫困型疾病"和"富裕型疾病"的发生。

3．饮食卫生的原则　WHO 提出了确保饮食安全的十项原则:

(1) 食品一旦煮熟就应立即吃掉。

（2）食品必须彻底煮熟才能食用，特别是家禽、肉类和牛奶。

（3）应选择已加工处理过的食品。

（4）如需要将熟食品存放 4～5 小时，应在高温或低温条件下保存。

（5）存放过的熟食必须重新加热才能食用。

（6）不要把生食品与熟食品互相接触。

（7）保持厨房清洁。

（8）处理食品前应先洗手。

（9）不要让昆虫、兔、鼠和其他动物接触食品。

（10）饮用水和准备食品时所需的水应清洁干净，如怀疑水不清洁，应把水煮沸或进行消毒处理。

（五）科学就医

一个人在患病后，如何选择一个适合自己的治疗方法和医生是很重要的。科学就医应注意以下几方面：①正确诊断。②制定积极有效的治疗方案。③及时会诊与转诊。④西医治疗为主，中医治疗为辅。⑤反对迷信。⑥遵医行为，即医患配合提高治疗效果。

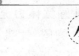

小　结

自我保健是一种主动的健康行为，即体现了对个体健康的关怀，还包括了家庭和社区的参与。通过自我保健的实施、维护和促进健康，提高了人们的自我预防、自我诊断、自我治疗、自我康复的能力。增强自我保健意识，掌握健康的主动权，把自我保健当成生活中的一部分，从而实现人人健康的目标。

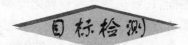

简答题

1. 试述健康生活行为的主要内容。

2. 增进心理健康可采取哪些措施？

3. 何谓平衡膳食？如何做到合理营养？

4. 简述体育锻炼的意义及原则。

（门　雁）

第 5 节　家庭保健

学 习 目 标

1. 说出家庭对居民健康的影响
2. 记住家庭保健的作用
3. 叙述家庭保健的主要内容

　　家庭是以婚姻和血缘关系为基础的人类社会生活的基本群体,家庭功能的完好对人们的身心健康、生活习惯、兴趣爱好、思维方法及社会贡献等均有重要影响。在家庭范围内开展卫生保健活动对预防疾病、增进健康起着重要作用。

家庭的类型与功能

　　家庭的类型有三种:
　　(1) 核心家庭:由父母及其未婚子女组成的家庭。
　　(2) 扩展家庭:由两对或两对以上的夫妇及其未婚子女组成的家庭。扩展家庭又可分为主干家庭和联合家庭。①主干家庭是由一对已婚子女同其父或母、未婚子女或未婚兄弟姐妹构成的家庭。②联合家庭是由至少两对或两对以上的已婚夫妇及其未婚子女组成的家庭。
　　(3) 其他家庭:如单身家庭、单亲家庭、重组家庭、同居家庭、群居家庭及同性恋家庭等。
　　家庭的功能包括:①性爱功能。②情感功能。③生育功能。④教育功能。⑤保障功能,即抚养和赡养功能。⑥经济功能。

一、家庭保健的概念和作用

(一) 家庭保健的概念

　　家庭保健是以家庭为单位,以改善和增进家庭及其成员的健康水平、提高生活质量为目的所进行的各种卫生保健活动。

　　世界卫生组织在《2000 年人人健康全球策略》中指出:"健康首先从家庭、学校和工厂开始"。家庭与每个人的发育成长直至生老病死都息息相关,家庭与健康的关系也更加引起了人们的关注。将医疗保健服务引入到家庭,提供一个完整的家庭保健服务体系已成为现代医学的一个新概念。

(二) 家庭保健的作用

　　1. 家庭保健是实现自我保健的桥梁　全家人在一起生活,有着共同的生活环境和许多相同的生活方式与习惯,良好的家庭保健有助于每一个成员自我保健的实施和健康水平的提高。

　　2. 家庭保健是搞好初级卫生保健的有效途径　初级卫生保健是致力于解决人民群众的基本卫生问题,提高居民健康水平的根本性工作。要搞好这项工作,必须把卫生保健服务落实到家庭,并得到家庭成员的支持与合作。因此,家庭保健在卫生保健事业中占有极其重要的地位,是完成初级卫生保健任务的有效途径。

3. 家庭保健是实现社区卫生服务的基本措施 社区卫生服务是以家庭为单位,以人的健康为中心,为社区全体居民提供预防、保健、医疗、康复、健康教育、计划生育等方面的综合性卫生服务,做好家庭保健就是实现社区卫生服务。

4. 家庭保健可以改变家庭不良生活方式 每个家庭都有自己独特的生活习惯和行为方式,不良的生活方式可以直接影响每一个家庭成员的健康,也可影响整个家庭的健康。因此,积极开展家庭保健活动,对于改变家庭的不良生活方式与习惯,促进家庭健康有着重要作用。

5. 家庭保健可创造良好的家庭生活环境 家庭是人们生活最长久、活动最多、对人的健康影响最直接的自然环境和社会环境,很多疾病或健康问题可因不良的家庭环境而产生或传播。通过家庭保健活动可以形成良好的家庭生活环境,促进家庭成员的身心健康。

6. 家庭保健有利于多种疾病的预防和治疗 许多疾病的形成和发展与不健康的生活方式及习惯有着密切的关系,如高血压、冠心病、糖尿病甚至恶性肿瘤等。家庭还可以经遗传、环境改变和情感反应等途径影响个人的健康或疾病的发生、发展和转归。通过家庭保健活动的开展,对预防多种疾病,提高健康水平有非常重要的意义。

二、家庭保健的措施

(一)家庭保健的内容

1. 家庭环境卫生

(1)住宅居室卫生:①一般卫生要求:居室宽敞舒适,阳光充足,冬暖夏凉,通风良好。室内干燥防潮,空气清洁,环境安静,有上下水及卫生设施。②住宅的布置和装饰卫生:住宅选用的建筑材料及装饰材料不应带来有害影响。居室应布置得体,物品摆放整洁、美观、色彩协调。居室的照明灯具应保证使用安全,光源固定,光谱接近日光,照度足够,悬挂高度适宜。

(2)室内外环境卫生:①保持室内清洁卫生:室内卫生要每天清扫,餐具要定期消毒,卫生间要随时冲刷,防止病原微生物的聚积繁殖。②家庭消毒:可选用物理、化学、生物等方法杀灭或消除环境中的病原微生物及其他有害生物质,以切断传播途径,防止传染病的发生和流行。③家庭杀虫:家庭环境中常见的有害昆虫以苍蝇、蚊子和蟑螂为多。灭蚊、蝇的根本办法是整洁环境,清除垃圾、坑洼积水、管好粪便,也可使用化学杀虫剂。室内可选用高效低毒的除虫菊类蚊香,安装纱窗、纱门等。④家庭灭鼠:常用方法有器械灭鼠和毒饵灭鼠。

(3)生活饮用水卫生:家庭饮用水应符合卫生部2001年颁布的《生活饮用水卫生规范》,如水质达不到标准,使用前要进行净化和消毒处理。在城市还要加强对高层建筑二次供水的卫生监督管理,水箱要加锁密闭,并定期清洗。

2．家庭心理卫生

(1) 创造良好的家庭生活氛围：家庭成员间应互相尊重、关爱，创造温暖、宁静的家庭气氛；家庭与社区、社会保持联系，保持良好的人际交往；加强品德修养，培养良好的人格，及时进行心理调节；创造平等和谐的家庭交流氛围，经常用语言或非语言的方式促进相互了解；家庭成员应有足够的自由空间和情感支持并能尽到社会责任和道德义务。

(2) 科学对待家庭不良生活事件：为减少或避免紧张生活事件对健康的影响，首先要以预防为主，积极根据家庭生活周期和家庭成员的生活、学习、工作、人际交往等实际，提前预测，加强防范，消除可能发生的不良事件。其次，对那些非个人力量所能改变的现实，要学会理智地接受，并努力做好心理调节和情绪控制。做到有张有弛，适当疏导，乐观开朗，正视现实，增强适应社会的能力。

3．家庭生活方式　生活方式是人们长期受一定民族文化、经济、社会习俗，以及家庭影响所形成的一系列生活意识、习惯和制度。

(1) 不良生活方式：是一种习以为常的，对健康有害的行为习惯，如吸烟、酗酒、缺乏运动、高盐、高脂肪饮食及不良饮食习惯、滥用药物等。

(2) 培养良好的生活方式：WHO 将良好的行为生活方式归纳为：①心胸豁达、情绪乐观。②劳逸结合、坚持锻炼。③生活规律、善用闲暇。④营养适当、防止肥胖。⑤不吸烟、不酗酒。⑥家庭和谐、适应环境。⑦与人为善、自尊自重。⑧爱好清洁、注意安全。

4．家庭饮食营养卫生

(1) 饮食营养：应做到主、副食品种多样化，夏季膳食宜清淡爽口，冬季膳食可色浓味重，荤素、粗细要适当搭配，烹调得当，以增进食欲。并应充分照顾家中的老人、儿童、病人及特殊生理时期妇女的营养需求，必要时可以为他们单独安排。

(2) 饮食卫生：家庭的食品卫生应做到：①选料新鲜无害。②食物要烧透、煮熟。③食物妥善保存储藏。④餐具及时清洗、消毒、保证清洁。⑤家中如有消化道传染病病人，则其餐具、食物均应与其他家庭成员分开，并注意餐具消毒。⑥家庭成员要养成良好的饮食习惯，切忌暴饮暴食。

5．衣着卫生

(1) 衣物应勤换勤洗，清洁整齐，对患有传染病者的衣物要进行消毒。

(2) 根据季节变化，及时增减衣服。注意双脚保暖，尤其是老人和儿童。

(3) 内衣以棉布等天然织物为好。可选用柔软舒适，透气性好的布料。

(4) 儿童和老年人的衣物以"暖、轻、软、宽、简"为原则。

(5) 儿童、青春期少女不宜穿高跟鞋，成年女性也不宜穿鞋跟过高的鞋。

6．家庭体育锻炼　开展家庭体育锻炼活动，要根据家庭成员的年龄、身体状况、学习工作特点等实际，遵循卫生要求逐步进行。

(1) 因人而异，合理安排：选择适合个人的锻炼方式，运动项目、强度、时间及频度。

(2) 循序渐进，持之以恒：运动必须长年坚持。动作应由易到难，由简到繁，节奏由慢到快，运动量由小到大，才能达到强身健体的目的。

(3) 科学安排,劳逸结合:家庭锻炼不宜超负荷运动,运动后以不感到疲劳,无心慌、失眠、身体无明显不适为宜。

(4) 准备和整理活动,注意安全:保证安全是体育锻炼的第一原则。运动前要了解身体状况,做好准备活动,运动中要注意自我保护,运动结束时要有整理活动,防止意外伤害的发生。

7. 家用电器卫生

(1) 电视机:家庭中正确使用电视机的要求是:①电视机高度以荧屏中心与视线持平为宜。②观看距离至少在 2 米以上。③每次观看时间不超过 2 小时。④注意通风换气,保持室内空气新鲜。⑤室内光线柔和,荧屏图像色彩和明暗度恰到好处。电视机尽量不要放在卧室内,看完电视后最好用温水洗脸。

(2) 电冰箱:使用电冰箱应勤擦洗,勤除霜,去异味;冷藏室中生、熟食品分开放置;冷冻室存放食品不宜超过两周,应定期清理;从冰箱内取出的食物最好经卫生处理后再食用,如水果要清洗去皮,菜肴要加热烧透。

(3) 电风扇:使用电风扇有"三忌",即忌长时间吹、忌大汗后猛吹、忌入睡后吹,以免引起感冒、关节炎及其他各种不适。

(4) 电脑:家庭中使用电脑时应注意:①室内光线要适宜。②保持正确的操作姿势,显示器上缘不超出双眼水平线。③操作时间不宜过长,每隔 1 小时休息 10 分钟以上。④孕妇不宜长时间操作电脑。

(5) 洗衣机:使用洗衣机时,应做到内外衣裤分开洗涤,污损轻重分开洗涤,衣裤卧具分开洗涤。手帕、口罩等卫生要求高的物品以单独手洗为好。

(6) 空调器:使用空调要做到:①室内外温差不宜过大。②定时通风。③减少污染,保持室内清洁卫生。④每次使用时间不宜过长。⑤使用中央空调时要定期清洁管道,防止各种污染。

(7) 手机:应选用质量可靠的品牌,不要放在贴身的口袋内或挂在腰间,以防止手机电磁辐射对人体的影响,使用时最好等信号接通后再接听。

(8) 微波炉:正确使用微波炉的要求:①炉门和观察窗应密合良好。②放置通风良好处,离墙 15cm 以上,附近无其他家用电器。③严格按规定操作。④经常维护保养。⑤使用者在微波炉运转后可以离开。

8. 家庭药箱   家庭药箱的药物种类应视家庭成员的健康状况而定。原则上要少而精,数量不必多,需要时可随时调整、更新。药箱要放在儿童取不到的地方,老年人的急救药应随身携带,以便及时取用。家庭药箱一般可储备下列药物和设备:

(1) 治疗常见病的药物:①治疗感冒:感冒清热冲剂、感冒清、银翘维 C 片等。②解热止痛:复方阿司匹林等。③抗过敏:氯苯那敏等。④治疗便秘:通便灵胶囊、开塞露等。⑤胃肠解痉:颠茄片等。⑥治疗腹泻:诺氟沙星等。

(2) 外用药物:75% 乙醇溶液、0.5% 碘附、甲紫、创可贴、风油精、红花油、伤湿止痛膏、绷带、药棉、胶布等。

(3) 特殊仪器:体温计;有高血压病人应备有血压计;糖尿病人家中可准备血糖仪或尿糖试纸。

家庭储存的药物要经常清理,妥善保管,注意做到避光、干燥、密封、阴凉。使用时应先了解药性,读懂说明书或遵医嘱,切记不可滥用。

家庭药箱不等于医院,遇到疑难问题要立即去医院,以免延误治疗时机。

(二) 家庭保健的实施

首先要通过各种方式教育和引导人们,明确家庭保健的重要性,产生开展家庭保健的愿望,并且懂得如何搞好家庭保健。在此基础上,创造必要的基本条件,家庭保健才能逐步扩大,逐步成为现实,更好地发挥作用。

1.开展家庭健康教育 通过家庭健康教育,提高家庭成员的卫生保健意识,自觉地接受家庭保健措施,养成良好的卫生保健习惯,提高健康水平和生活质量。

2.培训家庭保健人员 在社区卫生保健活动中要动员全体居民加入其中,并且有计划地为每个家庭培训一名保健员。指导他们学习、掌握并能运用相关的卫生保健知识和技能,如体温计、血压计的正确使用,家庭常用药物的使用知识以及肌内注射技能、急救常识等。

3.实现家庭照顾 家庭照顾应由家庭医生与家庭成员共同配合来完成。为整个家庭提供咨询、教育、治疗和预防服务,以提高整个家庭的健康水平。家庭照顾可以通过家庭预防工作来实现,其内容与疾病的三级预防一致(表 3-4)。

表 3-4 家庭预防工作内容

预防级别	预防工作内容
一级预防	1. 预防与生活方式相关的疾病,如不合理饮食、吸烟、酗酒、缺乏体育锻炼等
	2. 健康维护,如免疫接种、健康筛查、健康监测等
	3. 家庭咨询,如指导性生活、婚姻指导、产前保健、老年人照顾
二级预防	1. 医生同病人共同监测健康
	2. 医生鼓励病人及时就医,及早发现、诊断和治疗
	3. 监督病人合理及时用药及用药安全
三级预防	1. 对患慢性病的家庭成员,既督促其遵医嘱,又使其保持适当的独立活动能力,提高生活质量
	2. 指导家庭成员适应患慢性病所带来的变化,全体家人做出相应调整
	3. 对家人患重病或临终所带来的家庭危机做出调整

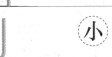

小　结

　　家庭保健是以家庭为单位,从每个家庭做起,在人们生活的场所开展各种卫生保健活动。其内容涉及到了家庭环境卫生、家庭心理卫生、家庭饮食卫生、家庭生活方式、衣着卫生、电器卫生、体育锻炼及家庭用药等诸多方面。同时指导人们通过家庭保健的逐步展开,激发和帮助人们接受、利用保健信息,树立正确的健康意识,养成有益于健康的行为生活方式,消除或降低影响健康的危险因素,提高生活质量。

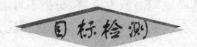

简答题

1. 如何发挥家庭对健康的积极作用？

2. 家庭保健的主要内容有哪些？

3. 简述家庭预防工作的主要内容？

（门　雁）

参 考 文 献

陈锦治 .2002. 社区保健 . 北京：人民卫生出版社

陈树芳 .2002. 预防医学 . 北京：人民卫生出版社

李胜利 .2002. 保健学基础 . 北京：人民卫生出版社

马　骥 .2003. 卫生保健学 . 北京：人民卫生出版社

第6节　不同人群的保健

学 习 目 标

1. 叙述新生儿期、婴幼儿期、学龄前及学龄期、青春期的保健内容

2. 简述中年期、老年期、妇女的经期、孕期、产褥期及哺乳期的保健措施

一、新生儿期保健

（一）新生儿期的特点

自出生后脐带结扎时起到生后 28 天内称新生儿期。这一时期小儿脱离母体开始独立生活，内外环境发生了巨大变化，如：①建立自己的独立呼吸。②要适应比子宫内温度低的周围环境。③自己摄取营养素，保证生长发育需求。④机体各系统器官解剖生理功能发育尚未成熟，免疫功能低下。因此，新生儿是儿童最脆弱的时期，不仅发病率高，死亡率也高。

（二）新生儿期的保健内容

1. 保暖　新生儿体温调节功能尚未完善，体温易随环境温度波动而升降。

新生儿居室温度以 20～24℃，相对湿度以 55%～65% 为宜。冬季应根据条件采用不同方式保暖，但夏季应避免室温过高，保持体温稳定。

2. 喂养　提倡母乳喂养，指导促进母乳分泌的措施、母乳喂养的方法和技巧；对不能采取纯母乳喂养者，正确采用部分母乳喂养或人工喂养。

3. 预防感染　居室空气要新鲜，皮肤、脐部、衣物要清洁，食具要消毒，加强保护性隔离，预防感染性疾病。

4. 预防接种　出生后及时接种卡介苗、乙肝疫苗，预防结核病和乙型肝炎。

5. 日常观察　密切观察新生儿哺乳、哭声、精神、睡眠、大小便、皮肤颜色等，以便及时发现异常情况，查找原因，予以处理。

6. 疾病筛查　早期筛查诊断某些遗传代谢病和内分泌疾病，如苯丙酮尿症、先天性甲状腺功能低下症等，以便早期治疗。

7. 早期教育　通过摇、抱、抚摸婴儿，与婴儿对视、说话等，增进母子情感交流，促进新生儿智能和心理发展。

链接

新生儿访视

新生儿访视是新生儿期保健的主要措施。是由社区妇幼保健人员于新生儿出生后的第3、第7、第14、第28天对其进行家访四次，对高危儿应适当增加访视次数。

1. 第一次访视（初访）　主要了解新生儿出生情况，出生后母乳分泌、预防接种情况，生活状态；对新生儿进行全面体格检查，重点注意有无产伤、黄疸、畸形、皮肤与脐部感染，并指导正确喂养与护理。

2. 第二次访视（周访）　主要了解新生儿喂养、护理中存在的问题，观察脐带、黄疸情况，检查觅食、拥抱、握持反射等新生儿行为，针对喂养、护理中存在的新问题进行指导。

3. 第三次访视（半月访）　了解生理性黄疸消退的情况，测量体重，观察生理性体重下降后的恢复情况，对尚未恢复到出生体重的新生儿进行分析、查找原因，并予以指导，对生理性乳腺肿大、假月经进行正确咨询。

4. 第四次访视（满月访）　对新生儿进行全面体格检查，观察体重增长、行为反射、肌张力情况等，评价新生儿综合健康状况，并进行访视小结，指导添加维生素 D 和婴儿期的健康检查与发育检测。

二、婴幼儿期保健

（一）婴幼儿期生理特点

1. 婴儿期特点　出生后满 28 天到不满 1 周岁为婴儿期。此期特点是：①小儿生长发育最迅速的时期。②对热量、营养素尤其是蛋白质的需要量特别高，如不能满足需求，易引起营养缺乏。③消化吸收功能发育不完善与对营养的高需求产生矛盾，易发生消化功能紊乱。④从母体得到的免疫力逐渐消失，而自身后天获得的免疫力很弱，因此易患感染性疾病。⑤生活能力低下，安全意识差，易发生意外伤害。

2. 幼儿期特点　1 周岁到不满 3 周岁为幼儿期。此期特点：①体格生长速度较前减慢，神经精神发育较迅速，语言、动作能力明显发展。②活动增多，但识别危险的能力不足，易发生意外损伤。③饮食已从乳汁转换为饭菜，逐渐过渡到成人饮食，需要注意防止营养缺乏和消化功能紊乱。④由于活动范围扩大，接触感染的机会增多，而自身免疫力仍很低，必须预防传染病。

健康检查和体格测量

对0～6岁的儿童定期进行健康检查,及早发现健康问题,并进行正确指导。新生儿期应进行家访,新生儿期后则由固定的儿童保健机构负责检查。检查间隔时间:一般0～1岁婴儿每1～2个月1次,1～3岁幼儿每2～3个月1次,3岁以后每年1～2次;高危儿、体弱儿宜适当增加检查次数。检查内容包括:①体格发育指标测量及评价。②询问小儿个人史、既往史、家庭环境与教育等。③全身系统检查,3岁后每年测视力、血压1次。④常见病(如缺铁性贫血、寄生虫病)的实验室检查、临床可疑疾病(如佝偻病、微量元素缺乏症、发育迟缓等)的实验筛查。

生长发育检测包括个体儿童生长检测和群体儿童生长检测。检测内容和过程是:①定期、连续、准确地测量小儿体重。②在小儿生长发育图中画体重增长曲线。③评价小儿体重曲线在生长发育图中的变化趋势。④根据体重曲线变化趋势,分析查找原因,指导家长采取相应措施,做好小儿保健工作。

(二)婴幼儿期保健内容

1.合理喂养　婴幼儿生长发育快,营养需要量相对大,但消化功能不完善。实施合理喂养,既可满足其营养需要,又能照顾其消化功能,预防消化功能紊乱和营养失调的发生。提倡母乳喂养,正确添加辅助食物,逐渐断乳,并逐渐过渡到成人饮食。

2.预防接种　婴儿时期对各种传染病都有较高的易感性,为保护婴儿身体健康,应按照计划免疫程序完成基础免疫和部分加强免疫,预防传染性疾病。

3.定期进行健康检查和体格测量　早期筛查缺铁性贫血、佝偻病、发育异常、龋齿、听力和视力异常等。

4.培养良好习惯　婴儿期神经系统发育迅速,各种条件反射逐渐形成,应合理安排其生活,逐渐培养睡眠、进食、排便、清洁卫生、游戏、户外活动等良好的生活习惯。

5.体格锻炼　根据小儿活动能力,采取体操、游戏、空气浴等形式进行体格锻炼,增强体质,提高对外界环境的适应能力和抗病能力。

6.防止意外伤害　婴儿无自主保护能力,必须以预防为主,时刻注意防止意外伤害发生。造成新生儿与婴儿意外伤害的常见原因有窒息(常见原因:睡眠姿势及护理不当,保暖过度,器官异物等)、烫伤、中毒、触电以及溺水等。

7.加强智力开发　重视与婴幼儿的接触与交流,通过语言、活动等促进其感知、运动、语言和思维能力的发展。

三、学龄前期保健

(一)学龄前期特点

3周岁到入小学前(6～7岁)为学龄前期。此期特点:①体格发育速度减慢,达到稳步增长。②神经精神发育迅速,智力发育日趋完善。与外界环境的接触日益增多,模仿性强。③活动和体育锻炼增多,体质增强,感染性疾病发病减少。而免疫性疾病如肾炎、肾病等有增多趋势。④5～6岁乳牙开始松动脱落,恒牙依次萌出,如不注意口腔卫生易发生龋齿。

(二)学龄前期保健内容

学龄前儿童智力发育加快、独立活动范围扩大,是性格形成的关键时期。

在保证营养、加强体格锻炼、继续做好传染病预防及防止意外事故的同时,积极开展学前教育。

1. 培养学习习惯　学龄前期智力发育逐步完善,语言进一步发展,初步掌握最简单的书面语言,能更好地分析、综合外界的事物,也能更好地控制和调整自己的行为。故应因势利导,通过读书、写字、计算、讲故事等形式培养其学习习惯,为入小学做好准备。

2. 发展想像、思维能力　学龄前儿童求知欲强,思维能力活跃,应通过游戏、讲故事、听音乐、绘画、手工制作等充分发挥其想像力;通过启发式提问,引导小儿去发现问题、探索问题,促进想像力的发展,培养其创造性,发展其智力。

3. 锻炼适应和社交能力　随着心理发展,在生活中应培养儿童的独立能力、情绪控制能力和坚强的意志;在游戏中培养其遵守规则、互助友爱、与他人沟通和交流等社会交往能力。

四、学龄期保健

学龄期是指从入小学起(6~7岁)到青春期(男 13岁、女 12岁)开始之前的年龄阶段。

(一) 学龄期特点

1. 小儿体格生长仍稳步增长,除生殖系统外其他器官的发育到本期末已接近成人水平。6~7岁时出现第一个恒牙称"六龄齿",即第一磨牙,乳牙开始按出牙顺序逐渐脱落。

2. 智能发育更加成熟,理解力、求知欲和学习能力增强,是长知识,接受文化科学教育的重要时期。学龄期儿童的思维特点是处于从具体形象思维向抽象逻辑思维过渡的阶段,尚不能离开具体事物进行思维,思维的灵活性和主动思维的自觉性较差;此期儿童已具备比较复杂的情绪,也是培养良好性格和行为的关键时期。

(二) 学龄期保健内容

1. 保证营养,加强体格锻炼　为适应学龄儿童生长发育的需求,要保证足够的营养摄入,合理安排进餐时间和营养分配,尤其要保证早餐的质和量,增加上午的课间餐。培养良好的饮食卫生习惯,纠正偏食、吃零食、暴饮暴食等不良习惯。

2. 创造良好的学习和生活环境　家长应充分做好准备工作,从培养良好的学习态度和学习方法做起;从小养成整洁性、计划性、看书写字姿势的正确性。

教室的通风、取暖、采光、照明、课桌椅的合理设计、教学用具的卫生要求等都应实行卫生监督,以适合儿童学习和生长发育的需要,养成正确的坐、立、行及阅读姿势,预防近视。

3. 预防疾病和意外损伤　定期进行全面的体格检查,及时发现各种急、慢性疾病,并采取相应的防制措施。做好近视、龋齿、脊柱弯曲等常见病的预防和矫治。加强口腔保健,每日早晚刷牙,坚持进餐后、进食甜食后漱口的习惯。注意阅读、书写卫生,坚持做眼保健操。加强防止交通事故、溺水、外伤等知识的宣教和防范措施。

4. 培养儿童德、智、体、美全面发展　对儿童进行五爱教育:爱祖国、爱人民、爱劳动、爱科学、爱社会主义。从小培养有理想、有道德、有文化、守纪律的劳动者。学龄儿童也应开始进行法制教育,学会遵纪守法,培养正确、良好的同学关系。

5. 加强健康教育　开展多种形式的健康行为生活方式的教育和培养,以及心理健康教育。

6. 合理安排作息时间　保证充足睡眠,避免学校作业过重和精神过度紧张,注意劳逸结合。

五、青春期保健

青春期是指从第二性征开始出现到性成熟以及体格发育完全的一段时期,是决定人一生的体格、体质和智力水平的关键时期,也是人生当中生长发育的重要阶段。为了青春期男女能顺利地渡过这一转变时期,发展成身心健康的有用人才,必须加强青春期保健的指导。

(一)青春期特点

女孩从 10 岁开始到 17～18 岁,男孩从 12 岁开始到 18～20 岁为青春期。此期特点:①体格发育明显增快,是出生后体格发育的第二高峰期。这一时期生长发育在性激素作用下明显加快。②性器官迅速发育,第二性征逐渐明显并趋向成熟,男、女性体态发生了显著变化,最后形成了明显的两性分化。③内分泌系统发生一系列变化,性激素、肾上腺皮质激素、促甲状腺素、生长素等分泌增加,引起青春期一系列生理、心理和体格的变化。此期小儿情绪变化大,往往是半独立、半依赖、半成熟的心理状态。

(二)青春期保健内容及措施

1. 合理营养　青春期生长发育迅速,青少年活动量较大,能量消耗亦较大,充分合理的营养是生长发育的物质基础。保证供给足够的热能、蛋白质、各种维生素(如维生素 A、B、C、D 族),微量元素对青少年发育也至关重要,如钙、磷是造骨生齿的主要原料,铁是造血主要成分,必须充分补充。

养成良好的饮食习惯,不暴饮暴食。进餐定时、定量,青少年宜采用三餐制;每次进餐时间 20～30 分钟;早、中、晚餐热量分配分别为:30%、40%、30%;早餐和午餐应安排蛋白质和脂肪丰富的食物,晚餐则宜配以蔬菜和谷类食物。避免吃零食、偏食的不良饮食习惯;不要过多食糖,应注意营养过剩,预防肥胖症;摄入盐量要适当,并要注意营养成分的合理搭配。

2.加强锻炼,增强体质,预防疾病　根据男、女性生理上的差别,选择适当的体育科目,适当安排运动量,如平时坚持中长跑、打球、游泳、滑冰等运动,不仅可以增强体质,还能锻炼意志,但要循序渐进。每年应对青少年做一次体格检查,建立健康卡片。预防青春期常见病,如保护视力,预防龋齿、沙眼、肺结核、贫血、脊柱弯曲、寄生虫病等。做好预防意外损伤的宣教和防护措施。

3.道德、法制教育　根据其心理、精神上的特点,加强教育和引导,使之树立正确的人生观,培养优良的道德品质。对青少年进行思想道德品质教育、法制教育,提倡助人为乐、勇于上进的健康风尚,抵制腐化堕落思想的影响,提高她们为事业奋斗的意识。

4.性教育　生殖系统和性发育成熟是青春期的一个显著特点。及时进行生理卫生教育,使他们了解青春期阶段的生理、心理特点,懂得如何适应社会,如何进行自我保护和自我保健。提倡男女同学之间的正常交往,劝导学生在学习期间不要谈恋爱,并抵制黄色书刊、录像等。

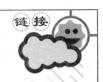

　　青春期性教育不只是科学的性知识教育,更重要的是性道德教育,是一种对自己性行为负责任的教育。性教育的内容包括:①性生理教育:包括男女生殖器官的解剖、生理学知识;青春发育期的表现和卫生,月经初潮和首次遗精;生育过程;避孕、计划生育和优生知识等。②性心理教育:主要指导青少年认识性是人类的正常功能,消除对性器官变化的担忧;克服性冲动的困扰。③性道德教育:是指社会道德和个人品质体现在男女两性间的道德规范和行为准则。④性的美学教育:明确自己的性角色,男女性别心理特征,男女社会角色特征。要使青少年懂得符合自己性角色的言谈、举止和健康的美,懂得性的自我调节,培养自信心和自尊心等。

　　性教育的原则是:①因时、因地、因人和适宜、适时、适度。②经常进行和防微杜渐。③正面疏导、尊重和理解青少年。④言教与身教并重。

六、围婚期保健

围婚期是指围绕结婚前后,为保障婚配双方和下一代健康所进行的一系列保健服务措施。在这段时间内,需要进行婚前检查和健康指导,确保婚后的健康生活。

（一）婚前检查

婚前检查是一项严肃而认真的社会卫生保健工作,是一次全面系统的健康检查,对防止传染病和遗传性疾病的蔓延,保障婚姻家庭的幸福美满,保障民族后代的健康都有重要意义。婚前检查的重点是遗传性疾病和生殖器官。婚前检查包括询问病史、体格检查及实验室检查。

1.询问病史

(1)男女双方个人健康史:重点询问与婚育有关的遗传病和精神病、指定传染病、影响结婚和生育的心、肝、肺、肾等重要脏器疾病和泌尿系统疾病等。

(2)双方的血缘关系及家族调查:查询男女双方有无血缘关系、近亲程度如何;直系亲属的主要病史,如父母、祖父母、外祖父母有无遗传病史、遗传缺陷、畸形、精神病等。

(3)月经史和婚育史:月经初潮年龄、周期、经期、经量、有无痛经等,了解对婚育有影响的生殖系统发育障碍或畸形。

2．体格检查

（1）全身检查：除一般项目外，重点注意身高，有助于诊断的某些遗传病或者内分泌异常疾病，如特纳（Turner）综合征、先天性软骨发育不全以及精神智力状态，还应注意肢体活动、五官情况。

（2）第二性征发育情况：注意乳房、声音、毛发分布等是否发育成熟。

（3）生殖器官检查：女性常规做肛腹诊检查（一般不做阴道内诊），了解阴道、子宫及附件是否正常；男性检查有无隐睾和睾丸大小、阴茎是否短小、尿道下裂或上裂、包茎有无异常等。

新婚期节育指导

新婚期避孕方法选择的原则是：方法容易掌握，停药后对内分泌及生育功能没有影响。

常用的避孕方法有：①婚后要求短期避孕者：可选用阴茎套或外用避孕栓。②婚后要求较长时间（1年以上）避孕者：除可选用各种外用避孕药具，如无用药禁忌证，亦可女方用口服短效避孕药，但应在停药后3～6个月才能受孕。③再婚后不准备生育或初婚后要求长期避孕者：应选用长效、安全、简便、经济、稳定的避孕方法，如宫内节育器。④凡属终生不宜生育者，应采取绝育措施。

3．实验室及其他检查　常规检查血、尿常规、X线胸透、肝功能和乙型肝炎表面抗原（HBsAg）。必要时做超声波、心电图、X线摄片等检查。

医生通过查询和体格检查对受检者做出是否健康的结论。凡健康可以结婚者，医生应向他们讲解有关的生理卫生常识，包括受孕和避孕的知识，指导他们过好婚后性生活，制定生育计划。对查出有疾病或畸形的人，医生要劝告他进行治疗或手术矫治，待身体康复后再结婚。对有遗传病不能生育健康孩子者，要向其讲清道理。

（二）性生理和性保健

性的问题在青年心理活动中占有重要地位，它关系到青年的生理和心理健康，婚姻家庭的美满，乃至人一生的幸福。因此，应在不同年龄段的人群中适时开展性教育，从科学的角度认识性问题，以消除神秘感。

1．性生理　人类性活动是一种自然的本能。随着生殖器官之发育成熟，由性心理所驱动，高级神经和内分泌对性器官进行协调控制下，在一定量性激素参与下维持正常的性功能。性反应周期分为兴奋期、持续期、性高潮期、消退期四期。

2．性保健

（1）性生活卫生：①保持清洁卫生：每次性生活前后清洗生殖器，女性注意洗会阴的皱褶，由前向后洗，以免肛门周围细菌污染阴道口，男性应将包皮翻上洗净。②月经期禁止性交：因月经期宫颈口微微张开；子宫内膜伤出血，容易被细菌侵入感染，可能影响今后生育。月经期性交会使月经过多，经期延长，下腹部痛，经血可使男方尿道不适，污染衣物影响兴趣。

（2）性生活的频度和时机：一般情况下，青年人每周2～3次，但要结合男女双方的体质、职业、情绪、环境和精神状态等。

七、中年期保健

根据世界卫生组织(WHO)1991 年年龄段的划分标准,中年指 45~59 岁的人群,44 岁以下者为青年。在我国,中年期一般指 40~59 岁年龄段的人群。中年是人生的黄金时期,是个体发展最成熟、精力充沛、工作能力最强、社会负担和心理压力最大的年龄阶段,也是机体各组织、器官的功能逐渐从成熟走向衰退,生理和精神疾患开始增多的阶段。因此,应该增强中年人的保健意识,对可能危害健康的问题应及时预防和解决,防微杜渐,趋利避害,以保持旺盛的精力和强健的体魄。

(一) 中年期的生理心理特点

1. 生理特点　在生命活动的过程中,由于内、外环境因素的影响,中年期机体的组织结构和功能活动均会发生一系列的退行性改变。

2. 心理特点　中年期的心理能力处于相对稳定和持续发展阶段,是个体心理能力最成熟的时期,其心理特点表现在:①心理状态相对稳定、平衡。②智力发展到最佳状态,容易出成果和获得事业上成功。③情绪、情感积极而成熟。④意志坚定,自我意识明确。⑤个性固定、特点突出,这有助于个体排除干扰、坚定信念,以自己独特的方式建立起稳定的社会关系和社会支持体系,并顺利完成预期目标。⑥具有多种社会角色。

(二) 中年期保健措施

1. 心理保健　人到中年,由于学习、工作和家务拖累,现实生活中的许多矛盾得不到适当解决,而使思想情绪处于紧张、焦虑、忧郁或压抑状态,加之机体生理功能逐渐衰退,容易发生各种身体和精神的疾患。因此中年人应注意心理保健,常用的方法有:①学会驾驭自己心理活动的能力。②加强修养、陶冶情操,保持进取、乐观的态度。③正视现实,量力而行。④善于用脑和合理用脑。⑤广交朋友,建立社会支持体系。

若明显觉察到出现各种心理问题,而自己经过努力还没有办法改变现状,这时应该进行心理咨询,接受心理治疗。

2. 合理营养　中年期的健康与营养关系非常密切,不合理的营养有害于健康,而这些因素是可以控制、预防的。

(1) 保持能量供需平衡:人到中年期后由于基础代谢的降低和体力活动的减少而导致能量消耗减少,因此应制定科学的膳食计划,逐步减少能量供给,才能保持正常体重,保持机体的健康。

(2) 保持蛋白质、脂类和碳水化合物供需的平衡:蛋白质、脂类和碳水化合物是人体必需的三大热能营养素,中年期更应注意三者之间的供需平衡,三者供热占总热量的百分比应分别是 10%~14%、20%~25% 和 60%~65%。

(3) 保证维生素和矿物质的供给:维生素参与体内的新陈代谢,中年人由于饮食原因,容易出现不足或缺乏。因此,要注意膳食中维生素的供给,维生素中以 A、E、C、B 族维生素较为重要。中年期容易缺乏的矿物质有钙、铁、硒、锌等,钙每年约以 2% 的速度丢失,且女性早于男性,妇女在更年期后加速,如不及时预防可能会出现骨质疏松症。应注意膳食中的供给量,必要时可服用膳食补充剂。

(4) 水:是维持生命的重要营养物质之一,中年期人群应养成良好的饮水习惯,适量多饮水,以保证机体健康。

(5) 中年期饮食原则:①平衡膳食,注意补充优质蛋白,多吃蔬菜、水果及杂粮,同时减少热能摄入,以免体重增加。②养成良好的进食规律,注意早、中、晚三餐的热能分配,做到定时、定量。③养成良好的卫生习惯。④少量饮酒、适量饮茶。⑤膳食补充剂的合理使用,但膳食补充剂的选择和使用,应咨询有关人员。

总之,中年期人群的饮食要根据自身的生理生活特点进行科学、合理的安排,做到有计划,有规律,这样才能延缓衰老和预防各种疾病的发生。

3. 体育锻炼 人到中年期以后,机体各系统和组织器官均发生不同程度的变化,逐渐趋向衰老。科学合理的体育运动能改善机体功能,预防中年期常见病的发生,是中年期人群延缓衰老,维持健康的良方。

(1) 体育锻炼原则:①科学选择运动项目。②循序渐进。③做好运动前热身和运动后的整理活动。④树立信心、持之以恒。

(2) 常用的运动保健方法:有散步、慢跑、游泳、广播体操及健身操等。

八、老年期保健

在 1998 年底,我国 60 岁以上的老年人口已达 1.2 亿,占人口总数的 10.2%,按国际上一个国家 60 岁以上人口超过 10% 即为老龄化社会的标准,我国已成为世界上老年人口最多的国家。因此,认清当前社会老龄化问题的发展趋势,掌握衰老变化的规律,调动全社会参与老年人保健的积极性,以社区卫生服务为中心,提高老年人的自我保健意识和开展家庭卫生保健服务工作,是我国卫生保健事业的一项重要任务。

(一) 老年期的划分

最近 WHO 对人口年龄段的划分,提出了新的标准。将 44 岁以下的人称为青年人,45～59 岁的人称为中年人,60～74 岁的人称为年轻的老年人,75 岁以上称为老年人,90 岁以上的人称为长寿老人。

(二) 老年期的生理和心理特点

1. 生理特点

(1) 形体变化:老年人通常表现为毛发变白、脱发,胡须也逐渐变白。皮肤弹性降低、变薄、松弛、皱纹加深,表面失去光泽,眼睑下垂,还可出现眼袋,耳及腭部皮肤下垂。皮脂腺功能减退,皮下脂肪消失或萎缩。面部、手背等暴露部位因色素沉着而出现老年斑。身高与体重下降,身高每 10 年约降低 1cm,由于钙代谢异常导致骨质疏松、细胞和脏器组织萎缩、脱水而导致体重下降,体表面积也有所减少,但一般不超过 5%。

(2) 身体构成成分的变化:老年人体内水分减少,主要是细胞内液的减少。细胞衰老、数量减少,75 岁老人组织细胞减少约 30%。老年期人体脂肪组织增加,且血清总胆固醇和三酰甘油也随之增加。

(3) 感官的变化:随着年龄增长,眼内晶状体的调节功能减弱,视力减退、"眼花"、视野缩小;听力逐渐减退;嗅觉、味觉及对冷、热、痛的感觉也都有不同程度的减退。

(4) 循环系统:心房增大,心室容积减少,瓣环扩大,瓣尖增厚成为老年人心脏改变的四大特点。老化时心血管功能主要表现在对心脏功能、血管功能、心血管活动调节功能的影响上,从而使老年人心脏对负荷增加的适应能力及对药物的反应性明显下降。

(5) 呼吸系统:呼吸肌与韧带萎缩,肺泡管扩展,毛细血管减少,使气体交换能力下降,易形成肺气肿及呼吸道感染性增高。

(6) 消化系统:老年人牙齿磨损及脱落较为严重,牙病发病率高;胃、肠、胰腺萎缩,消化液分泌减少,消化能力下降,特别是对脂肪的消化能力明显减弱,肝细胞体积变大但数量减少,其代偿功能和对某些药物的代谢能力降低。

(7) 泌尿系统:肾小球的滤过功能下降,肾小管重吸收能力下降。膀胱肌肉萎缩,使膀胱容易缩小,表现出明显的老年性尿频现象。男性老年人前列腺体积增大,会导致尿潴留及排尿困难等现象。

(8) 生殖系统:老年期男性睾丸萎缩,雄性激素分泌减少。女性老年期子宫变小,子宫内膜、阴道黏膜发生萎缩;卵巢萎缩变小,雌激素分泌减少;随着进入老年期,促性腺激素过多现象逐渐消退,生育与性功能下降。

(9) 内分泌系统:老年人内分泌系统普遍呈现衰老变化,如松果体钙化,胸腺萎缩和功能减退,腺垂体激素分泌减少,肾上腺皮质功能、甲状腺、胰岛及性腺功能均减退等。

(10) 血液系统:血液成分变化不大,骨髓细胞和粒细胞储备减少,骨髓造血功能减退。

(11) 运动系统:骨质疏松,骨强度下降,易发生股骨颈等部位骨折。关节腔变窄,滑膜萎缩变薄,出现软骨损害,运动范围缩小。肌肉组织随年龄增长出现肌细胞数量减少,重量减轻,肌力下降,韧带与肌腱变硬、僵直、易撕裂。

2. 心理特点　①老年人的感知能力随年龄增长而发生退行性变化,但此类变化的程度,有个体差异,而且在绝大多数老年人中,这种变化是不会影响他们正常生活的。②老年人的记忆能力下降,再认能力尚好,回忆能力较差;意义识记减退较少,机械识记减退较多。③老年人随着年龄增加在概念学习、逻辑推理与解决问题能力方面有逐渐衰退的趋势,但只要经常思考问题,关心新情况,研究新事物,那么他的思维能力就有可能保持得较好。④在情绪方面,老年人随社会地位、生活环境、文化素质的不同而有差异。⑤老年期的个性特征(包括性格、兴趣、爱好、倾向性、价值观、才能和特长等),大体上处于稳定多于变化的状态。

(三) 老年期保健措施

1. 心理保健　良好的心理有利于健康。如何根据老年人心理变化的特点提高他们的身心健康,预防心因性疾病,使老年人幸福的安度晚年,是心理保健的目的。常用的方法是:①树立正确的生活目标,唤起自己对生活的意义和乐趣,从而保持良好的心理状态、旺盛的思维能力和体力。②避免各种不良刺激因素造成的影响,保持和谐稳定的精神状态。③参加一些文化、体育或艺术等方面的学习,如阅读、写作、书法、绘画、医学保健、烹饪等知识,不但可以丰富精神文化生活,而且是一种健脑、健身的手段。④保持友好的人际交往,有知心朋友聆听内心的倾诉,可以缓和心理上的不安与紧张。⑤有意识地培养多种兴趣爱好,更可增添生活情趣,应积极参加社会活动,使自己与社会同步,有益于身心健康。⑥在社会角色的改变,社会、家庭、人际关系的紧张和疾病等因素的刺激下,容易引起心理失衡而出现异常心理,应适时地进行心理咨询和心理治疗。

2. 老年期营养　根据老年期的特殊需要和健康状况调整饮食结构,防止营养不足和过剩,保证身体健康、延缓衰老,其主要方法有:

(1) 平衡膳食:要保证足够量的优质蛋白质,如奶类、豆类、鱼虾类、肉类、蛋类等;脂肪不易过高,以摄入的脂肪量占总热量的 20%～30% 为宜,而且要以植物油为主;碳水化物以谷物为主,尽量少食用食糖,每天应适当地摄入新鲜蔬菜和水果,以促进肠蠕动、预防便秘;要有丰富的维生素,如维生素 B、C、D、E 等;保证无机盐的供应,如硒、铬、锰、镁、钾、钠等;补充充足的水分。

(2) 合理的膳食结构和膳食制度

1) 食物品种合理搭配:由于各种食物所含的营养素成分不同,营养价值各异,所以膳食中应有多种食物种类,才能满足人体的需要,如动物性食物与植物性食物合理搭配,才能保证合理营养;细粮与粗粮搭配,对提高食物营养价值、调合口味,增进食欲,有极大的好处。

2) 促进食欲,易于消化吸收:要选择适合老年人特点、易于消化吸收的食物;主副食品种要多种多样,做到荤素搭配,要尽量使饭菜的颜色和形状能引起食欲;食品加工要切成小块、碎末、细丝或薄片等,便于老年人咀嚼和利于消化吸收。

3) 科学的安排一日膳食:一般都是一日三餐,两餐之间间隔 5～6 小时。对于老年体弱者还可实行一日四餐制。各餐热量分配以"早餐要好,午餐要饱、晚餐要少"的原则;如一日三餐制,以热量计算早晚餐应各占全天热量的 30%,午餐占 40% 较为合适。

3. 体育运动　对于老年人来讲适当的运动不但能促进躯体健康、延缓衰老、增强和改善机体各脏器的功能,增强对疾病的抵抗力,还有助于保持积极的生活态度、调节精神、陶冶情操,达到强身健体、延年益寿、提高生命质量的目的。

老年期体育运动原则:①安全第一、讲究卫生。②循序渐进、持之以恒。③全面锻炼、系统进行。④有氧运动、养生健体。⑤因人制宜、量力而行。

4. 老年性生活保健　老年夫妻有适宜、和谐的夫妻生活对保证健康是必需的,能使人体的生理、心理活动保持青春活力,使老年生活更充实、愉快,增强老年人的自信心和生命力,以达到精神满足、情绪舒畅、增进健康、延年益寿的目的。老年人的性行为和性需求可有多种表达方式,包括身体接触,互相抚摸,语言情感交流等。

5. 定期健康检查　人到老年,身体各组织器官的形态和功能都会有一定的改变,多年来工作、生活和不良的习惯也会造成身体的损害。为了保持老年人健康,预防和控制疾病,应定期对老年人进行身体状态的检查,即"健康体检",此项工作无论对健康的老年人,还是患有疾病的老年人都非常必要。

健康检查的主要内容

1. 一般情况检查　包括脉搏、血压、呼吸、身高、体重、皮肤、淋巴结、体型、营养状况等。

2. 临床各科检查　包括内科、外科(应包括直肠指诊检查)、眼科、耳鼻咽喉科、口腔科、神经科等,老年女性应做妇科检查,老年男性应检查前列腺。

3. 心电图检查　如心电图不正常或心脏听诊有异常,应做24小时动态心电图或超声心动图。

4. 胸部透视或胸部拍 X 线片。

5. 腹部 B 超　检查包括肝、胆、胰、脾、肾、前列腺、子宫及卵巢等。

6. 血、尿、粪的常规检查及检查红细胞沉降率。

7. 血液生化检查　血糖、血脂(总胆固醇,三酰甘油,高、低密度脂蛋白等)。

8. 其他　根据不同情况还可选择大便潜血试验,血液流变学,痰、尿的病理细胞学检查,肝功能和各种酶谱的检查。

九、妇 女 保 健

妇女保健是卫生事业的重要组成部分。妇女的健康关系到子代的健康和人口的素质,影响到家庭及整个社会的卫生健康水平。做好妇女各项保健工作是促进妇女身心健康和胎、婴儿健康的重要措施,是贯彻少生、优生、优育基本国策的根本保证。

(一) 经期保健

搞好经期保健的前提是开展月经生理和经期卫生知识教育,使广大妇女,尤其是青春期少女对月经有正确的认识,能自觉加强经期自我保健,防制月经病。

1. 加强经期自我保健　注意经期卫生,保持精神愉快;避免高温或寒冷刺激;注意休息,避免过劳;注意饮食营养;建立月经卡,以便及时发现异常和处理。

2. 落实女职工经期保健措施　应宣传落实《女职工保健工作规定》等相关内容,做好经期劳动保护。女职工在月经期不应从事低温或寒冷作业、野外流动作业、高空作业及强度较大的劳动和运动;患有重度痛经及月经过多的妇女可适当休息。

3.防制月经病

(1)经前期紧张综合征:通过健康教育或放松训练再配以药物治疗,如镇静药、谷维素、维生素 B_6、孕激素等,可收到理想效果。

(2)痛经:加强健康教育,保持精神愉快;适当运动,改善盆腔血液循环;注意经期卫生和营养,保证足够睡眠;必要时找医生治疗。

(3)闭经:①对年满18岁而仍无月经者应进行检查,查出闭经原因并及时治疗。②注意加强营养,加强体育锻炼。③针对病因,积极治疗慢性疾病。

(4)功能失调性子宫出血(功血):①无排卵型功血的治疗原则是止血、调整周期、促进排卵。②有排卵型功血的防制原则是避免精神紧张和过度劳累;止血、调整月经周期和改善黄体功能。

链接

妊娠的阶段划分

一般将妊娠全过程分为三个阶段:妊娠12周末以前为妊娠早期(孕早期),从妊娠13周起至27周末为妊娠中期(孕中期),妊娠28周以后为妊娠晚期(孕晚期)。

(二)孕期保健

胚胎和胎儿在母体内发育成长的过程称为妊娠。受精卵形成是妊娠的开始,胎儿及其附属物自母体排出是妊娠的结束。妊娠期从末次月经算起为280天,计40周。

由于妊娠不同时期母体的生理变化和胎儿的生长发育各有特点,因此对于妊娠各期应分别进行有针对性的保健。

1.妊娠早期保健措施

(1)及早确诊妊娠:及早确诊妊娠的重要意义在于及早进行胚胎保护,预防出生缺陷。必须注意的是,临床上对妊娠周数的计算是从末次月经算起的,而实际上受孕时间是在此后2周左右,即实际妊娠周数要减去2周。就实际妊娠时间而言,妊娠3~8周的胚胎处于致畸敏感期,而致畸高峰期在妊娠30天左右。当致畸因素作用于胚胎致畸敏感期的不同阶段时,可导致不同类型的畸形。当妇女发现月经延迟1周尚未来潮时,实际妊娠时间为3周,胚胎已进入器官分化阶段,即致畸敏感期。妊娠早期的常见致畸因素有:①遗传因素及染色体异常。②孕妇自身的疾病。③生活环境、烟酒及药物影响。④孕期营养不良:孕期营养不良可致胎儿宫内发育迟缓、胎儿脑发育不良、胎儿畸形等。所以孕期必须供给足够的热能、优质蛋白、维生素和无机盐。

(2)及时进行首次产前检查:首次产前检查应在确诊妊娠后尽快进行。原则上越早越好。检查的目的是全面了解孕妇健康情况,进行孕早期保健指导,提高孕妇自我保健的能力。

(3)加强心理保健:对于妊娠早期易出现的心理问题,要有针对性地做心理疏导和保健指导。使其保持乐观积极的情绪,做到心情舒畅、情绪稳定,平和、开朗,其间丈夫的关心体贴尤为重要。

(4)孕早期卫生保健指导:①合理营养:此期孕妇对各种营养素的需要量有所增加,应适当增加营养,做到合理膳食。②劳逸适度。③避免有害因素影响。④注意衣着和个人卫生。⑤重视乳房卫生与保养。⑥节制性生活。

2．妊娠中期保健措施

(1) 定期进行产前检查:其目的是监测孕妇健康情况和胎儿生长发育状况。一般在孕中期每月进行一次。检查内容包括:测量体重、血压、宫高、腹围、检查胎位、监测胎心等,进行血、尿常规等检查。

(2) 监测胎儿生长发育:胎儿生长发育迟缓或发育过度均为异常。常用的监测方法有:①测量孕妇子宫底高度和腹围。②测量孕妇体重。③胎动与胎心音:孕妇于妊娠 18～20 周可感觉到胎动,一般每小时 3～5 次,胎心音于妊娠 18～20 周可听到,正常胎心音为 120～160 次／分。④B 型超声检查:B 超可以测量胎儿的双顶径及股骨长度,从而了解其发育情况。

(3) 加强产前诊断:产前诊断是指在妊娠期对宫内胎儿进行检查,以确定胎儿的生长发育情况以及胎儿有无遗传性疾病和畸形。孕中期是进行产前诊断的最好时机,在必要时才能进行。产前诊断的方法主要有:①羊膜腔穿刺,做羊水细胞培养染色体核型分析。②羊水生化检查。③胎儿镜检查。④B 型超声检查。⑤胎儿监护仪等。

(4) 加强营养指导:由于妊娠中期胎儿生长发育较快,孕妇自身的基础代谢率增高,因此对热能和各种营养素的需求量迅速增加。孕中期膳食应荤素搭配、粗细兼备、品种多样、少食多餐,每天应增加优质蛋白质、维生素、铁、钙和锌。

(5) 坚持适量运动:孕中期的最好运动方式仍是散步。

(6) 重视心理保健:建立积极的心理状态,通过各种心理调节方法,解除精神紧张和心理压力。

(7) 重视胎教:胎教已受到国内外的普遍重视,其中心内容是在孕期注意调节和控制母体的内外环境,维护孕妇身心健康,避免不良因素的刺激。

3．妊娠晚期保健措施

(1) 加强孕妇自我监护:应由医护人员教会孕妇和家属,如进行:①胎动计数。②测量体重。③测量宫底高度。④听胎心。

(2) 加强营养指导:此期孕妇的膳食要点是:①粗粮细粮兼用。②适当多摄入富含优质蛋白质的鱼、蛋、肉、奶和豆制品。③适当增加新鲜蔬菜和瓜果。④继续补充铁和钙。

(3) 防制妊娠并发症和合并症:防制的关键在于及早发现,及早处理。其方法有:①通过定期产前检查,由医务人员早发现、早矫治。②通过健康教育,由孕妇及其家属早发现、早就诊。③通过对高危妊娠的监护,进行适时计划分娩,以改善妊娠的结局。

(4) 做好母乳喂养准备:母乳是婴儿最理想的营养食品。成功的母乳喂养是指母亲能单用母乳喂养至少 4～6 个月,为了促使母乳喂养成功,必须在孕期就做好母乳喂养的准备。

(三) 分娩期保健

分娩过程是一特殊的生理时期,在此阶段应特别加强保健。分娩期保健的重点是产时保健。

母乳喂养前的准备

医务人员通过指导和咨询,使孕妇及其家庭成员做好母乳喂养的思想准备和乳房准备。具体方法是:①经常用温水擦洗乳房、乳头,以保持乳房清洁,增强乳头表皮的坚韧性,防止哺乳时乳头裂伤。②擦洗乳房时,用手指或吸乳器将乳头向外牵拉,以防乳头凹陷。要求每日1～2次,每次牵拉几十次。③进行乳房按摩,两手交替,用力均匀,以促进乳房血液循环和乳腺畅通,为泌乳做好准备。④穿戴棉布乳罩,切忌束胸过紧。

1.做好产前的心身准备　临近预产期,为顺利分娩和哺育新生儿,孕妇要做到:①提前半个月休假。②避免性生活,以防早产、胎膜早破和感染。③保持身体清洁。④保持心情愉快。

2.产时保健措施　产时保健的重点是"五防一加强",即:防滞产、防感染、防产伤、防出血、防窒息;加强对高危妊娠的产时监护和产程处理。

(1)防滞产:滞产的主要预防措施是:①给予产妇精神安慰和鼓励,消除其顾虑。②密切观察宫缩情况,发现异常及时找出原因并处理。③定期进行肛门指诊了解宫颈扩张及胎先露下降情况,并绘制产程图。

(2)防感染:产后感染严重危害产妇的健康,是产妇死亡的主要原因之一。其预防措施主要有:①严格执行无菌操作规程,这是预防产后感染最重要的环节。②及时给予抗生素预防感染。③及时修补软产道损伤和清除胎盘、胎膜。

(3)防产伤:预防产伤的措施主要有:①会阴肌肉弹性差时或做阴道助产手术前应行会阴切开术。②加强产程观察。③正规接产,保护好会阴。④正确使用产钳术和胎头吸引术。

(4)防出血:胎儿娩出后24小时内阴道出血量≥500ml称为产后出血。产后出血是孕产妇死亡的主要原因之一。预防产后出血的主要措施有:①做好产前检查,及时发现可能引起产后出血的疾病并积极治疗。②严密观察产程,纠正宫缩乏力。③及时正确娩出胎盘。④产后至少观察2小时,注意宫缩和阴道出血情况。

(5)防窒息:关键是做好产时监护与处理:①积极防制胎儿窘迫。②及时清理新生儿呼吸道。③避免产程延长。

(6)加强对高危孕妇的产时监护和产程处理:可提前住院待产,选择合理的分娩方式,适时终止妊娠。密切关注孕妇,连续监护胎心率和宫缩。严密观察产程进展,做好新生儿的抢救准备。

3.推广"导乐"陪伴分娩　"导乐"是一个分娩过程中的女性看护者。她拥有丰富的生育经验和爱心、同情心、责任心;具有良好的人际沟通技能并给人以信赖感;她能在分娩过程中用目光、语言和行动来发挥自己的能力和作用,帮助产妇在产程中最大可能地发挥其自身潜力来完成分娩过程。

4.提倡非药物性镇痛　WHO提倡用非药物性镇痛。其具体方法有:①分娩环境家庭化。②播放产妇喜欢听的音乐,鼓励她哼唱歌曲。③按摩和深呼吸。④采取自由体位,但避免平卧位,鼓励产妇多喝饮料以补充能量,并尽量排尿。提醒产妇睁开眼睛,观察周围环境,以分散对疼痛的注意力。⑤热敷腰背部,用温水淋浴或盆浴。

5．加强孕产妇心理保健　通过各种心理调节方法,解除精神紧张和心理压力。

(四) 产褥期保健

产褥期是指产妇在分娩以后全身各器官(乳腺除外)恢复至正常非孕状态的一段时期,一般为 6～8 周。产褥期中母体各系统都发生了明显变化,比较突出的是生殖器官逐渐恢复,乳房不断分泌乳汁。产褥期保健关系到母婴的健康。

1．**产褥期管理**　产褥期保健管理工作主要由基层保健单位承担。要求进行产后访视,至少三次。高危产妇在产后必要时由接产医院承担产后访视和产褥期保健工作。

2．**产褥期保健措施**

(1) 重视心理护理和心理保健:丈夫和亲人要关心体贴,医务人员应了解其心理问题,并有针对性地耐心解释、指导,消除其心理障碍。

(2) 做好各项护理:每日至少测量一次生命体征,协助排大小便,观察子宫复旧情况和恶露情况,保持会阴部清洁,指导母乳喂养与乳房护理。

(3) 进行卫生指导:产妇的休息室应保持空气清新,阳光充足,冬暖夏凉,温度适宜,整洁安静;注意个人卫生;宜给予高蛋白、高维生素、易消化、多汤多汁的饮食,注意补充铁剂,并给予适量的新鲜蔬菜和水果;膳食调配要做到少量多餐。适当活动以促进产后体力恢复和避免产后并发症。产褥期禁止性生活。产后 6 周应采取避孕措施,哺乳妇女应选择工具避孕。

(4) 产后体操:产妇于产后 24 小时即可开始做产后健美操,有利于子宫复旧、腹肌和盆底肌张力的恢复、保持体形健美。一般每日二次,每次 10 分钟。

(5) 产后访视:常规要求产后至少访视三次,比较合理的时间安排为产后第 3 天、第 14 天、第 28 天。访视中发现异常要及时处理。

(6) 产后检查:产后 42 天左右,产妇应到医院进行全面检查,此前若有异常,应提前做产后检查。

(五) 哺乳期保健

母乳含有婴儿出生后 4～6 个月内所需要的全部营养物质,是婴儿最理想的食物。母乳含有许多抗体,有助于保护婴儿的健康。母乳喂养有助于建立母婴间感情,对婴儿的健康成长起着巨大的作用。哺乳期保健措施如下:

1．**哺乳期卫生指导**

(1) 合理营养:哺乳期妇女应该保证有丰富的饮食和营养。因为哺乳期妇女所摄入的食物,除了供自身代谢消耗外,约有 50％～60％转变为乳汁。

(2) 乳房护理:是产褥期护理的重要内容,关系到婴儿健康成长和母体的康复。

(3) 保证充足的睡眠与休息:每天应在 8 小时以上。

(4) 乳儿口腔卫生:当婴儿口腔或口唇周围有感染时要及时治疗,以防细菌由婴儿口腔侵犯乳腺引起乳腺炎。

哺乳的准备和技巧

(1) 哺乳前的准备:哺乳前应清洗乳头。每次哺乳前应洗净双手,并用消毒湿纱布擦洗乳头,如乳头凹陷,可用吸奶器直接吸引使其突出,吸引后,再用手指轻轻牵拉乳头,如一时无法纠正,可用玻璃乳罩间接哺乳。

(2) 哺乳时的技巧:①哺乳时的正确体位:母亲放松、舒适,婴儿身体放直,面向乳房,鼻子对着乳头,身体紧贴母亲,下颌贴着乳房。②学会判断婴儿吸吮是否正确:吸吮时婴儿的舌头卷住乳头和乳晕的大部分,齿龈压迫乳窦。

(3) 哺乳后的处理:每次哺乳后留一滴乳汁在乳头上,以保护乳头,下一次哺乳前将其洗净。

2. 母乳喂养指导　成功的母乳喂养是指母亲能完全用母乳喂养婴儿至 4~6 个月。

(1) 母婴同室:有利于及早开奶,按需哺乳。

(2) 合理的哺乳时间:尽早开奶,在出生头几天最好按需哺乳,一般 1~3 小时哺喂一次,以后每天哺喂 8~12 次。最初哺乳时间每次 3~5 分钟,以后可逐渐延长 15~20 分钟。

(3) 正确的哺乳姿势:母亲取坐位、半坐位或侧卧位,全身肌肉放松,母亲用一手扶挟乳房,让新生儿将乳头及大部分乳晕含在口中,避免乳房堵住新生儿鼻孔,让新生儿吸空一侧乳房后再吸吮另一侧,两乳轮流。

3. 哺乳期用药和避孕　部分药物能通过乳腺细胞进入乳汁而影响婴儿。乳母应谨慎使用药物。某些抗生素、磺胺类药物、镇静安眠药、抗癌药物等都不能随意使用。

哺乳时间短,月经复潮早;哺乳时间长,月经复潮迟。58% 的妇女在月经复潮前没有排卵,5% 有可能在月经复潮前受孕,故乳母应采取适宜的避孕措施。

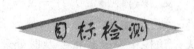

一、填空题

1. 根据 WHO1991 年年龄段的划分标准,中年指_____岁的人群,在我国中年期一般指_____岁。

2. 按国际上的规定,一个国家 60 岁以上人口超过_____即为老龄化社会,我国已成为世界上_____最多的国家。

二、简答题

1. 新生儿期保健的内容有哪些?

2. 婴幼儿期保健的内容主要有哪些?

3. 学龄前期保健的内容主要有哪些?

4. 学龄期保健的内容主要有哪些?

5. 青春期保健的措施主要有哪些?

6. 婚前检查的重点是什么?如何做好性生活卫生指导?

7. 中年期的饮食原则是什么?

8. 老年期保健的主要措施有哪些?

9．妊娠早期保健的措施有哪些？

10．产时保健的主要措施有哪些？

11．产褥期保健的主要措施有哪些？

（王志瑶）

参 考 文 献

陈锦治．2003．卫生保健．北京：科学出版社

金宏义．2001．重点人群的保健．北京：人民卫生出版社

李胜利，卢玉清．2002．保健学基础．北京：人民卫生出版社

第 **4** 章

社区卫生服务与社区护理

 学 习 目 标

1. 叙述社区卫生服务的概念和意义
2. 概述社区卫生服务原则和特点
3. 叙述社区卫生护理的概念
4. 概述社区护理计划的实施

　　随着现代医学模式转变为生物-心理-社会模式,疾病谱和人口结构的变化以及社会、经济的发展,人们的卫生保健意识的提高,使得人群对卫生保健服务的需求发生了改变,以医院和专科医生为中心的医疗卫生服务模式,已远远不能适应社会经济的发展和广大人民群众对卫生保健服务日益增长的需求。世界卫生组织据此提出卫生服务要朝着社区化方向发展。开展社区卫生服务,有利于卫生事业适应社会需求,有利于优化配置卫生资源,有利于抑制医药费用的不合理增长,有利于构建有效、经济的卫生服务体系,有利于加强预防战略等。我国也根据目前的现况,在农村开展初级社区卫生的基础上,在城市的卫生改革中提出实施社区卫生服务的策略,把积极开展社区卫生服务作为卫生工作的重点之一。在社区卫生服务工作中,社区护士将与其他卫生服务人员一起承担着为社区人群提供生理-心理-社会模式的全方位、连续性、以预防为主的综合性服务。

第 1 节　社区卫生服务

一、社区的定义及构成

社区概念有着各种不同的内涵。德国学者汤尼斯认为,社区是以家庭为基础的历史共同体,是血缘共同体和地缘共同体的结合。我国社会学家费孝通将其定义为:社区是若干社会群体(家庭、氏族)或社会组织(机关、团体)聚集在某一地域里所形成的一个生活上相互关联的大集体。社区不等于行政区划。它大可以到一个省(市),甚至一个国家或若干个国家;小可以到一个乡(镇)、一个村、一个街道或一个单位。社区也不等于社会,它包括了社会有机体最基本的内容,但不是将其进行简单的组合,并且社会具有超越各个具体社区的性质和特点。

尽管不同社区的人口规模、地域大小不同,它的构成一般都包括五个基本要素:人群、地域、生活服务设施、行为规范、一定的生活制度与管理机构。

1. 有聚居的一群人,并有相似的风俗习惯和生活方式,对于社区人口的多少,并无一定的要求,WHO 认为,一个有代表性的社区,其人口数量大约在 10 万~20 万之间。

2. 有一定的地域,其面积大小不定,WHO 提出的为 5~50 万平方公里,可按行政区域或地域范围来划分。

3. 有一定的生活服务设施,这是提供社区存在的物质基础,也是衡量社区发展程度的重要标志。

4. 有特有的文化背景、生活方式和认同意识以及行为准则,是社区人群凝为一体的纽带。

5. 有各种社会群体和管理机构,如政治组织、祠堂、教会、会社等,使社区的各种规章制度能具体落实,并有协调各种关系的作用。

我国的社区分为城市社区和农村社区。城市社区是随着历史的发展,在一定社会经济和自然地理条件之下产生和发展壮大起来的一种人口聚居的社区,相对农村社区来说,城市社区有人口聚集、文化汇集、经济发达、资源集中、设施便利、多层次需求、节奏快捷的特点。我国城市社区是按居民委员会、街道以及区、市的行政区域严格划分的,各项设施如交通运输、医疗卫生服务等都是按行政区域来实现的。

农村社区是农业人口聚居的地区,一般以乡及其所属的若干村庄形成一个拥有自己的政治、经济、文化、服务设施的相对独立的区域社会。此外,随着农村经济的发展,集镇社区从农村社区逐渐分化出来,这是农村剩余劳动力从单一的种植业转为农、工、商综合发展而逐步形成的,是农村社区的现代方式。

二、社区卫生服务的概念、工作特点及原则

(一) 社区卫生服务的概念

社区卫生服务是社区服务中一种最基本的普遍的常用形式。社区服务是人类社会为生存而形成的一种互助活动。社区卫生服务是指由卫生及相关部门向社区居民提供的预防、医疗、保健、康复、健康教育及计划生育技术指导等保健活动的总称。

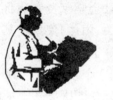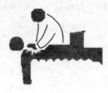

图 4-1 社区医生在为社区居民进行体检

社区卫生服务是在新的医学模式指导下产生的卫生服务方式,是整体医学观在医疗卫生保健服务实施中的具体体现。根据社区居民的需求和世界各地的运行方式,可将社区卫生服务定义为是在政府领导下,以社区医院为中心,以基层卫生机构为基点,以全科医护人员为骨干,以居民的卫生需求为导向,以家庭为单位,以社区(街道或乡镇)为范围,围绕着人的健康开展的以预防、医疗、保健、康复、健康教育、计划生育技术指导为一体的优质、方便、经济、快捷的卫生服务,以满足人群日益增长的卫生服务需求,最终达到提高城乡居民健康的目的(图 4-1)。

开展社区卫生服务的意义包括:能够促进卫生事业适应社会需求,为社区居民提供基本卫生服务,将卫生保健措施落实到社区、家庭及个人;利于优化卫生资源的配置,建立卫生服务新格局,使之适合我国国情;抑制医药费用不合理增长,可为广大居民提供基本保健服务,提高效率,降低医疗成本;加强预防战略,将社区、家庭及个人的健康状况掌握在医务工作者的视野之中,是落实预防措施的关键环节;是实现"人人享有卫生保健"的基础。

(二) 社区卫生服务的工作特点及原则

1. 社区卫生服务的特点　社区卫生服务是在新的医学模式指导下产生的一种基本服务形式,是整体医学观在社区卫生服务实践中的具体体现,是医疗卫生工作的第一线服务。社区居民最先接触的是社区中各种类型的社区医疗服务机构和服务人员,通过社区卫生服务才能享有经济、方便、综合、连续性的基层卫生保健。因此,社区卫生服务的内容主要是初级卫生保健,所提供的卫生服务具有以下特点:

(1) 卫生服务对象的广泛性:即卫生服务覆盖社区每一个人,并针对不同年龄,不同状态人群的健康问题,选择最佳的服务方式,采取不同的卫生保健策略和措施。

(2) 卫生服务内容的综合性:在社区范围内提供全方位、综合性的服务,不分年龄、性别及疾病类型,不分种族、信仰、背景和地位,为个人、家庭、社区居民提供集医疗、预防、保健、康复、健康教育、健康促进及计划生育于一体的综合性的卫生服务。服务层面可包括生理、心理和社会文化各个方面。

（3）卫生服务过程的连续性：社区保健人员对本辖区居民提供全程服务，对人生的各个阶段、疾病的各个阶段、各种健康问题都要负有长期相对固定的责任。不因时空、疾病转归等的改变而改变。

（4）卫生服务的协调性：社区卫生服务向社区居民提供了广泛地、综合性的卫生服务，但这种服务并不能代替各门专科医疗服务，并且服务工作单靠社区医护人员是无法完成的，还需要其他医疗机构和非医疗部门的配合。因此，社区医护人员应具备协调服务的技能，能充分利用各方资源，如医疗卫生、家庭及社区等各方资源，协调各专科的服务，为居民提供全面深入的医疗服务。

（5）卫生服务的可及性：可及性或方便性是社区卫生服务的一个显著特点。可及性包括时间上的方便性、经济上的可接受性、地理位置上的接近以及心理上的亲密感，使社区中每个人、每个家庭所提出的任何需求都能及时地得到应答，在任何时间都能够在自己的社区内得到经济而周到的医疗保健服务。

（6）以家庭为单位：社区卫生服务工作场所的重点在家庭，通过家庭查询，一方面可以了解人群的健康状况和疾病情况，并且对于慢性病患者，家庭参与治疗是个重要环节，另一方面可以了解各个家庭所拥有的卫生资源，从而可以全面掌握社区内各种有效资源，并进一步进行合理配置。

（7）以社区为范围：社区卫生服务定向于基层服务，不应局限于疾病和病人，更应注意到与社会环境及行为的关系，全面搜集社区的主要健康、疾病问题，寻找社区内的相关因素，设计实施可行的解决方案并加以评估。

（8）以生物-心理-社会医学模式为基础：社区医学提倡整体医学论、系统论的思维。社区全科医生必须从身体、心理、社会和文化等角度来观察、认识和处理健康、疾病问题。

2．社区卫生服务的原则　　社区卫生服务是城市卫生体系的基础，应坚持新时期的卫生工作方针，深化卫生改革，以社区卫生服务为中心和社区卫生服务站为主体，其他医疗卫生机构为补充，并与上级卫生机构实行双向转诊，条块结合，以块为主的思想来满足居民的卫生服务需求，与经济、社会发展相同步，建立面向 21 世纪的、适合我国国情的现代化城市卫生服务体系。

发展社区卫生服务应遵循以下原则：

（1）坚持为人民服务的宗旨，依据社区人群的需求，正确处理社会效益和经济效益的关系，把社会效益放在首位。

（2）坚持政府领导，各部门协同，全社会参与，多方筹资，公有制为主导。

（3）坚持预防为主，综合服务，促进健康。

（4）坚持以区域卫生规划为指导，引进竞争机制，合理配置和充分利用现有的卫生资源，努力提高卫生服务的可及性，做到低成本、广覆盖、高效益，以方便群众。

（5）坚持社区卫生服务与社区发展相结合，保证社区卫生服务的可持续性发展。

（6）坚持实事求是，积极稳妥，循序渐进，因地制宜，分类指导，以点带面，逐步完善。

3. 社区卫生服务的内容　社区卫生服务主要包括以下内容：

(1) 社区健康教育：社区健康教育是指从以疾病为中心的服务模式转变为以健康为中心和以人类发展为中心的服务模式，以提高人的素质为总目标，通过有组织、有计划、有系统的社会和教育活动，促使人群自觉地采纳有益于健康的行为和生活方式，消除或减轻影响健康的危险因素，预防疾病，促进健康，提高生存质量。

(2) 社区预防：做好计划免疫、卫生基本建设来预防传染病和多发病。对社区内饮食业、生活废弃物、饮水等加强经常性卫生监督，防制慢性病。

(3) 社区康复：患者经临床治疗后，社区需继续为其提供医疗保健服务，促使其身心进一步康复。社区康复是社区内所有残疾人和患者康复并享有均等机会融入社会的重要手段。

(4) 社区医疗：社区服务与医疗服务的区别在于，社区医疗是社区卫生服务工作量最大的部分，但不是重要部分。社区医疗要做到防中有治，治中有防。

(5) 计划生育技术指导：社区卫生服务可为晚婚晚育、优生优育、计划生育提供方便、有效的技术指导和宣传教育。

三、开展社区卫生服务必须具备的条件

国务院等 11 个部门发布了《关于加快发展城市社区卫生服务的意见》指出，在社区卫生服务网络建设方面，坚持体制创新，实行多元化社区卫生服务机构。各地要将社区卫生服务中心、站及老年护理、站，诊所等各类基层医疗机构全部纳入社区卫生服务网络。在要求公立基层医院按社区卫生服务要求进行结构和功能改造的同时，允许大中型医院举办社区卫生服务机构，同时，鼓励企事业单位、社会团体及个人等其他社会力量参与举办社区卫生服务机构，"开门"办社区，选择社区卫生服务机构举办者，实行公开招标，听取社区居民意见。

开展社区卫生服务应具备以下条件：

1. 政府加强领导和管理　社区卫生服务是政府实行的诸多福利政策中的一个方面，各级政府既要加强对社区卫生服务的领导，也要将社区建设和发展列入政府工作内容中，予以统筹规划、组织实施，为社区卫生服务提供良好的环境，并及时协调、解决工作人员所遇到的问题和困难。

2. 完备的社区卫生服务政策体系　国家就社区卫生服务体系建设制定出宏观的方针和政策。各级政府及有关部门结合本地实际情况，制定出具体实施策略，并将社区卫生服务纳入城市经济与社会发展总体规划中，积极完善相关政策，支持发展社区卫生服务。

3. 健全社区卫生服务网络　社区卫生服务应是以非盈利性医疗机构为主导，以具有综合功能的社区卫生服务中心、社区卫生服务站为主体，其他中西医基层医疗卫生机构为补充，以上级卫生机构为指导，与上级医疗机构实行双向转诊，条块结合，以块为主，使各项基本卫生服务逐步得到有机融合的社区卫生服务网络体系。

4. 高素质的社区卫生服务队伍　要形成以全科医师为主，公共卫生、中西医、护理等各类专业人员为辅的结构。要求服务人员职责明确、分工协作,具有较高素质。社区卫生服务人员必须具有政府卫生行政部门认可的卫生专业技术资格。

5. 规范监督管理体制 加强社区卫生服务的标准化、规范化、科学化管理,逐步建立社区卫生服务机构的基本标准、基本服务规范和管理办法,建立科学的考核和评价体系。要有完备的社区卫生服务机构、人员、技术等服务要素的行业准入制度,建立各项工作制度、基本服务规范和技术操作规范,具体的监督评价要求、实施制度和行业自律、社会监督制度。要依法严格对社区卫生服务机构和执业行为的监督管理,建立社区卫生服务管理信息系统,完善社区卫生服务的计划、实施和评价的全过程管理。

第 2 节 社区护理

一、社区护理的基本概念

随着社区卫生服务模式的推广,开展社区卫生服务已成为我国卫生事业发展的新趋势,社区护理逐渐成为社区卫生服务的重要组成部分。由于我国人口老龄化、疾病谱与死亡谱的改变、家庭结构趋向小型化及医疗费用的高涨,使得人们对卫生保健产生了新的需求。作为社区卫生服务工作中的重点,探索社区护理新途径,适应人民群众日益增长的卫生保健的需求,适应社区卫生服务的需要,已成为 21 世纪护理工作的研究重点。

(一) 社区护理的定义

社区护理即是面对社区内每一个人、每一个家庭、每一个团体的健康服务工作,如健康教育、健康指导、家庭护理、康复指导、病人及健康人的营养指导、妇幼及老年人保健及心理咨询等。

美国护士会(American Nurses Association, ANA)于 1980 年对社区护理定义为:社区护理是综合公共卫生学与专业护理学的理论,应用于促进与维持群众的健康,是一种专门和完整的实务工作。它的服务不限于一个特别的年龄群或诊断,而是提供连续性、非片断性的服务,其主要职择是视人口群体为一整体,直接提供护理给个体、家庭

链接

社区护理的发展史

1877 年,Frances Root 成为美国纽约市第一个受雇的职业家庭护士,1900 年以前称地段访问护理,1900 年以来,公共卫生护理在世界各国都有了较快的发展。1970 年,露丝·依瑞曼开始引用"社区护理"一词,并将由地段访问护理、公共卫生护理发展而来的社区护理与公共卫生护理区分开来。

由于社区护理立足于社区,面向家庭、个人提供连续、方便、经济的护理医疗、康复、预防服务,从而逐渐成为社区卫生服务中的重要组成部分。

或团体,以使全民达到健康。应用整体的方法促进健康、维护健康、卫生教育和管理、合作及提供连续性护理来管理社区中个体、家庭和团体的健康。

加拿大公共卫生协会将社区护理定义为:社区护理是职业性的护理工作,由有组织的社会力量将工作的重点放在一般家庭、学校或生活环境中的人群。社区护理除考虑到健康人、生病的人和残疾人外,它还致力于预防疫病或延滞疫病的发展,减少不可避免的疾病发生的影响,对居家病人或有健康障碍的人提供熟练的护理,援助那些面临危机情况者,对于个人、家庭、特别团体以及整个社区提供知识并鼓励他们养成有益于健康的生活习惯。

综合上述定义,社区护理代表了社区卫生与护理两方面的内涵,它不仅注意到个人的健康安宁,而且也注意到社区整个人群的健康,包括疾病和受伤的预防、健康的恢复以及增进健康。更明确地说,社区护理是有组织的社会力量,提供个人、家庭、社区的一种服务,社区护士以同情、和蔼、亲切的态度以及刻苦耐劳的精神,应用临床医学、公共卫生学、社会科学方面的知识,矫正每一个人生理或心理上的不适,预防疾病的发生,以保持健康,必要时可从事健康人和居家病人的访视与护理。由此可知,一名社区护士仅有临床护理理论知识与实践工作经验是不够的,还必须掌握社区护理理论知识及一定的社区工作实践经验。

(二) 社区护理的特点

链接

我国社区护理的现状

我国于 20 世纪 50 年代开展社区保健工作。经多年发展,已取得较大的成绩。1985 年山东省建立家庭病床 12 万张,天津市 6 万张。共有 1200 名医护人员参加了家庭病床护理工作。

近年来,北京 5 个区域进行了社区护理试点。我国社区护理特点是防制结合、医疗和护理结合,并通过农村三级预防保健网来实现。

但是,我国社区护理目前仍然存在许多问题:
1. 缺乏专门的护理人才。
2. 缺乏宏观调控和有效的管理体制。
3. 缺乏相应的护理法及质量控制标准。
4. 缺乏政府有效政策、财政及其他方面的支持。

由于社区护理是以家庭为单位,所以护理工作与医院内护理有不同的特点。医院护理主要是采取按分科和分级护理的办法,围绕患者而进行的全面、系统、24 小时的护理。医院内的护理设备齐全,护理分科较细,护理人员较多,护理工作主要是以护理人员之间的密切配合的方式共同完成的。而社区护理是由基层护理人员立足社区,面向家庭,以社区内居民的健康为中心,以老年人、妇女、儿童为重点,向他们提供集预防、医疗、护理、康复、保健、健康教育和计划生育技术为一体的综合、连续、便捷的健康服务护理。它强调以人的健康护理为中心,以家庭为单位,以居民整体健康的维护与促进为方向的长期负责式护理,是将个体保健和群体保健融为一体,从而为居民提供综合、连续、快捷、经济、优质的医疗卫生护理服务(图 4-2)。具体体现在以下几方面:

1. 全方位、立体性的综合性护理　服务是面向社区内整个人群,不分年龄、性别及疾病类型,为其提供预防、保健、治疗、康复一体化的服务。服务范围是以个人为中心,以家庭为单位,以社区为范畴。

2. 连续性护理 社区护理是为社区居民从生到死整个生命周期、从健康到疾病全过程提供连续性服务。

3. 协调性护理 充分发掘、动员、利用医疗卫生、家庭、社区等各方面的人力、物力、财力资源,对服务对象提供各种服务,如转诊、门诊、出诊等。

4. 可及性服务 社区服务对象可随时向社区护士咨询社区护理指导等各项服务。

5. 个性化、人格化护理 社区护士要充分了解服务对象的生活方式、工作环境、文化背景等,以提供适合其个性的护理服务。

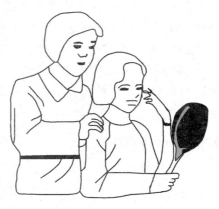

图 4-2 社区护士在对社区居民进行护理

6. 负责内容包括 家系图、主要健康问题记录、病情记录(病历和健康档案管理)、预防记录等。

(三) 社区护理的优越性和必要性

1. 社区护理的优越性

(1) 社区护理的中心任务是提高人群身体、心理及社会整体水平,基本职责是护理社区整体,而非单纯治疗和护理个人与家庭。社区护理工作以健康为中心,以集体为主体,通过收集、整理和分析资料,来发现并解决社区中存在的健康问题,其工作范围大。

(2) 社区护理的对象是整个社区群体:护士的工作内容是在了解患者个人、家庭及社会文化背景和经济状况的前提下,为其提供长期高质量的护理健康教育,以利于评估其身心状况,增强人群的医疗、预防和保健意识。

(3) 社区护士综合素质高:社区护士要具有较强的独立工作能力去单独面对个人或家庭的访问和护理工作。另外,她们除了应用医学、心理学、社会学、关系学等人文学科的知识去护理患者外,还需会用流行病学的知识去发现和解决社区中存在的健康问题。

2. 社区护理的必要性

(1) 由于我国目前人口结构逐步趋向老龄化,老年人口越来越多,老年人群因生理、心理、社会、文化、卫生等方面的限制,在对待健康问题的需求上,渴望得到方便、经济、及时、高质量的医疗和护理。开展社区护理不仅能满足老年人的迫切需求,也可改变护理工作的被动局面,使医患双方共同受益。

(2) 家庭结构的小型化。现代生活方式的改变,医疗费的高涨使家庭对医疗保健费用的负担加重,在很大程度上抑制了居民的需求和卫生资源的合理利用。社区护理工作的开展能够最大限度地降低医疗成本,避免了居民因经济困难而不能就医的问题。同时又能提高医疗卫生部门的经济效益和社会效益,推动卫生事业健康发展的进程。

（3）社会进步、人民生活水平提高、生活方式的改变使得一些慢性非传染性疾病增加。对于这些慢性非传染性疾病有效的护理应该是从社区抓起，为个人、家庭和社会提供直接、连续、全面、方便、经济、优质的护理和指导。

（4）近年来，人们在重视身心健康的同时，对疾病的预防和自我保健的意识不断增加。社区护理能够为居民提供健康的心理咨询和指导，从而提高人群的健康意识。

（四）社区护理的目标

社区护理以增加个体、家庭、团体的抗病能力，提供各类人群所需的护理服务，控制或尽量消除威胁健康或降低生活兴趣的社会环境，协助居民早期发现健康问题，并以早期治疗为目标，其具体内容有：

1. 对居家病人及身心残疾者提供连续性的护理及治疗服务，使他们早日康复。

2. 鼓励居家病人及其家属积极参与有关的医疗及简单的护理工作，促进康复，推动社区健康。

3. 增强个人的自我照顾能力，促使病人独立并能适应由医院到回家的转变。

4. 推行健康教育，预防疾病及其并发症的发生，减少居家病人的入院次数。

5. 提供咨询与辅导，减少长期患病者及其家属的压力和困难。

6. 提高社区人群对健康和幸福的自我责任感。

7. 保护资源，促进社区环境的安全。

8. 向社区人群提供信息与资源，以解决他们的问题与需要。

（五）社区护士在社区卫生服务工作中的角色与职能

1. 社区护士的角色　在社区卫生服务工作中社区护士应具备照顾、教育和咨询、组织与管理、协调与合作、观察与研究的角色（图 4-3）。

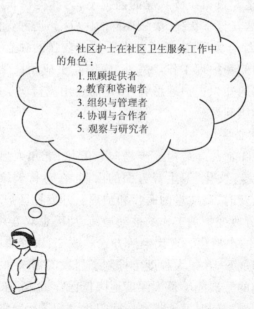

图 4-3　社区护士的角色

（1）照顾提供者：这是社区护士最基本和最熟悉的角色。随着工作范围的扩大，社区护士在个人和家庭照顾中，不仅要进行疾病处理和患者护理，还要学会观察和发现所接触的个人或家庭中存在的任何健康问题，并有向上级部门上报和协助解决问题的责任。

（2）教育和咨询者：健康教育是社区护士的主要工作之一。健康教育的核心问题是促使个体或群体改变不健康的行为和生活方式，尤其是组织的行为改变。社区护士要采取各种方法帮助人群了解自己的健康状况，并且通过人群的咨询来帮助他们找到改善健康的方法，而不是强迫他们改变某种行为。

（3）组织与管理者：社区护士在社区卫生组织机构中要起到组织管理者的作用。包括负责人员、物资及各种活动的安排，组织本社区其他相关人员学习等。这就要求社区护士具备一定的管理知识和技能，才能科学、合理、高效地分配和利用社区内的各种卫生资源，以最高效率和效益满足社区内的个体、家庭和群体的各种健康需求。

（4）协调与合作者：社区由许多与人群健康相关的组织，如家庭、卫生机构、社会机构及行政机构等组成。社区护士为促进社区健康，就要活动于这些集体与人员之中，这就要求必须具备较好的人际交流和协调的技巧。社区护士要从整体观念出发在工作中争取主动，调动各个部门相互配合，并虚心听取别人意见，团结一致，以实现工作目标。

（5）观察与研究者：在社区卫生组织中，社区护士做一名敏感的观察者是很必要的，医生也往往希望护士观察到由疾病所引起的早期症状、儿童的生长发育问题及病人对药物的反应等。由于与居民接触密切，社区护士还可以发现许多家庭和社区中的问题，如家庭或社会中的压力、环境的危险因素等，其中有一些需要从社会方面或通过邻里的帮助解决。社区护士还可以是研究者，自己可以领导一项专题研究，也可以与别人合作，参加流行病的调查工作，研究的内容可以是行为与健康的关系，疾病的致病因素或条件（环境）以及其他与健康有关的问题。

总之社区护士在社区卫生服务中的角色是多样的。要灵活转换角色，社区护士必须具备几个条件：①必须是全日制护理专业教育毕业的护士、助产士。②具有两年以上的临床护理工作经验。③接受过半年以上的社区护理训练。④身心健康，品德优良，知识丰富，具有独立的工作能力。只有具备以上条件，社区护士才能在社区卫生服务工作中灵活转变角色，更好地融入到工作中去。

2. 社区护士的职能

（1）提供直接的照顾：这是社区护士的基本职责。除了对各种病人、各种疾病进行相应的护理外，还要解决那些影响病人康复的问题，照顾服务对象的生理、心理及社会适应三方面的健康并与他们建立良好的人际关系，鼓励他们提高自理能力，提高生活质量。

（2）维持健康环境：保护资源和限制环境的污染是环境控制中的主要工作内容，社区护士应加强环境管理，保护人类免遭伤病的侵袭。除此之外，社区护士还应促进社区社会环境的健康。

（3）提供教育和指导：社区护士在工作中应推行健康教育，宣传有关疾病预防的知识和自我保健知识，使服务对象提高自我检查技巧和自我照顾的能力，预防疾病的发生，减少住院次数，以促进和维护健康。

（4）提供信息与资源：社区护士应对个人、家庭及社区进行评估，提出健康问题和提供相应的护理措施，并协助服务对象寻求解决其问题和需要的办法。

（5）提供协调合作服务：社区护理是多元化的社区医疗服务队伍中的一部分，社区护士需要与队伍中的其他成员保持密切的联络和交流，务求各成员之间的通力合作，为预防疾病、维持和促进健康提供服务。

（6）提供咨询：社区护士应向社区服务对象提供方法和信息，同时也应向其他医务人员提供有关病人的资料，以协助病人早日康复。

（7）保证服务质量：社区护士保证社区护理的质量可通过自我评价、同事间相互评价和继续教育等手段来实现。

（8）开展社区护理科研：社区护士应积极参与和自主进行护理科研，丰富社区护理理论和推动社区护理实践的发展，提高社区护理水平。

二、社区护理的工作范围及工作程序

（一）社区护理的工作范围

根据社区护理的工作内容可将社区护理的工作范围概括为以下几个方面：

1．社区保健服务　社区保健服务是指向社区各类人群提供不同年龄阶段的身心保健服务，其重点服务对象为妇女、儿童、老年人，如做好婴幼儿保健系统管理，科学育儿，提倡母乳喂养，普及儿童保健知识，提高保健意识；开展婚姻保健、优生遗传咨询、产前诊断，预防和减少先天性、遗传性疾病，提高人口素质，推行科学接生，做好妇女经、孕、哺乳、更年期的卫生保健；做好老年人的心理卫生保健，使其保持乐观的心态，适度的体力劳动，合理的营养，养成良好的生活、卫生习惯。积极防制儿童、妇女和老年人常见病、多发病，调查病因，制定预防措施。服务内容包括计划免疫、计划生育、合理营养、体育锻炼、健康体检、不良行为和生活方式的纠正、临终关怀等。

2．社区预防性卫生服务　社区预防性卫生服务是指针对社区的环境、饮食、学校及职业卫生等各方面提供相应的预防性服务。社区护士工作需着重于对环境的监测、报告及改善，对饮食行业及人员的管理和培训，劳动者的健康指导几个方面。

3．社区各种疾病的预防和控制　对于传染病和感染性疾病，社区护士要落实预防措施，监测疾病的发生、发展及流行情况，并在社区内宣传预防传染病的方法和措施。对于慢性病，社区护士需向人群提供护理及管理服务，包括家庭医疗护理，指导家属或患者正确进行生活护理、合理用药、识别疾病早期或病变早期的症状等。

4．社区急、重症病人转诊服务　社区护士要帮助在社区无法进行适当的护理或管理的急、重症病人转入其他合适的医疗机构,使其得到及时、有效的治疗。

5. 社区健康教育　教育的目的是使社区人群能够亲自确定自己的健康问题并懂得如何利用自己、家庭、社区、政府等的力量来解决问题。社区护士要帮助人们改变自己不良的生活行为方式,采取积极有效的措施来提高社区的健康水平。

6. 社区康复服务　社区康复服务是通过心理康复和功能康复,为社区内因急慢性疾病、创伤及残疾所致的身心功能障碍者提供康复护理服务,帮助他们最大限度地在身体、心理、社交活动和职业等方面恢复功能,提高生命质量。

(二) 社区护理的工作程序

社区护理是以现代护理观为指导思想,以护理程序为科学工作方法,向个人、家庭及社区提供整体保健护理服务。社区护士在工作中也要按照医院护理程序对护理对象进行保健护理。社区护理工作程序可分为社区健康评估、社区护理诊断、制定社区护理计划、实施社区护理计划、社区护理评价五个步骤。

1. 社区健康评估　社区健康评估是指收集、整理、分析有关护理对象健康状况资料的过程。这是社区护理工作程序的第一步骤。其目的是发现存在于社区、家庭及个人中的健康问题并找出相关的影响因素,为制定护理措施提供参考和科学依据。

(1) 评估的内容:主要包括社区评估、家庭评估及个人评估。

1) 社区评估:社区环境(包括自然环境和社会环境)对社区内居民的健康有直接或间接的影响,社区护士在进行评估时应重点收集有关社区环境、人口状况和卫生资源等三个方面的资料。

A. 社区人口的组成及人口健康状况:人口组成包括人口的数量、性别、年龄、民族、婚姻、职业、教育程度、经济收入等人口学资料。人口健康状况包括主要健康问题、疾病类型、相关病因、易感人群的数量与分布、社区人口的平均寿命、死亡率及死亡原因、残障率,以及结婚率、离婚率、犯罪率等对健康的影响。

B. 社区环境状况:是社区所处的地理、自然及社会环境。自然环境包括社区范围的大小、地理位置、气候、空气、交通、水源、土地利用、居住状况等;社会环境主要包括人的心理状态、家庭关系、人际交往等。

C. 社区卫生资源:如社区内医院的数目、规模、医护人员的数量、年龄及学历结构以及专业技术人员的职务构成能否满足社区居民的保健需求,开展的保健服务项目及内容能否被社区居民接受和利用等。

2) 家庭评估:家庭是构成社区的基本单位,也是人群生活最基本的环境,其结构、环境及功能也会影响社区和个体的健康状况。家庭评估的主要内容包括:

A. 家庭基本情况:包括家庭名称、地址、电话及家庭成员的基本资料(姓名、性别、年龄、教育程度及职业)、住宅情况等。

B. 家庭结构:包括家庭组成的类型(核心家庭、主干家庭、单亲家庭、重组家庭、扩展家庭等)、家庭人口组成、家庭成员所扮演的角色、家庭决策程序及交流、沟通情况,以及家庭成员的价值观等。

　　C. 家庭功能:主要包括抚育和赡养功能、卫生保健功能以及感情功能等。

　　D. 家庭环境:主要有家庭居住环境与安全卫生状况。

　　E. 家庭发展周期:主要评估家庭所处的发展阶段、任务完成程度和是否有危机存在等。

　　3) 个体评估:主要包括人的主观感觉以及体检所获得的体征、仪器检查所获得的结果以及过去的健康状况、疾病史等。

　　(2) 评估的方法:对个体进行评估时可以通过先与病人及其家属的交谈、询问、体检、观察,最后参考病历文献或与同事讨论来收集资料。

　　对家庭或社区的评估可通过以下方法进行:①观察法:通过家庭访视、举办座谈会或人物访问等,利用视、听、嗅、触、闻等感官去了解和掌握社区居民的生活方式、对健康的需求等。②调查法:一般采用问卷调查,有信访法和有计划的访谈法两种。③文献法:通过查阅各种记录、有关社区的统计报表及文献资料获得所需的各种信息。

　　(3) 资料的整理和分析:通过各种途径收集来的资料,必须经过整理、分析,才能归纳、分类,暴露出社区、家庭及个体的护理需求,为确定护理诊断提供依据。

　　2. 社区护理诊断　　在社区评估的基础上,对收集的资料进行全面、系统地整理和分析以后,就可以提出护理诊断。护理诊断是对个人、家庭或社区出现、现存或潜在的健康问题的判断,这是护士选择护理措施、制定护理计划的依据。

　　对于个体和家庭的护理诊断可参考北美护理诊断协会公布的 128 项护理诊断。对于社区的护理诊断,可从公共设施、身体和感情上的危险问题、健康需要、社区功能、环境危险,以及死亡率、发病率、传染病发生率等方面提出护理诊断。

　　护理诊断是否符合客观情况,衡量的标准有四条:①诊断能否反映出个人、家庭、社区目前的状况。②与社区内服务对象健康需求有关的各种因素是否均已考虑。③诊断是否合乎逻辑且确切。④诊断是否以现在取得的各项资料为根据。

　　3. 制定社区护理计划

　　(1) 排列顺序:是将社区健康问题按重要性和紧迫性排出主次,以便及时制定护理计划,并付诸实施。

　　社区健康问题的优先性可按下列顺序进行排列:①社区关心的程度。②现存资源(如时间、经费、设备、物资供应、人力资源等)。③解决问题的能力。④特定教育或受训措施的需要。⑤可利用的有利于健康的政策。⑥社区护士投入护理计划的程度。

　　(2) 确定目标人群:目标人群是指那些希望自己的健康状况或不良行为方式改变,并达到预期结果的群体。社区护理的目标人群可以是一个人、一个家庭、一个社区中的一部分,也可以是整个社区的全部人口。

(3) 制定护理目标:在制定社区护理目标时,可将护理目标分为总体目标和具体目标。前者是指在实施护理计划后应达到的理想目标,后者是指为达到总体目标所要实现的具体结果。举例见表 4-1。

表 4-1 社区护理目标的制定

问题	相关因素	总体目标	具体目标
营养不良	对饮食营养与健康的关系不够重视	到 2003 年 12 月底, 90% 的社区居民各种营养素摄入量基本达标	2003 年 6 月以前对社区全体居民进行合理营养的健康教育
不恰当的水质管理	1. 对饮用水污染认识不够 2. 不检查水质	到 2003 年 12 月底, 90% 的社区居民能够获得安全的饮用水	1. 2003 年 6 月以前对社区居民进行饮用水管理的教育 2. 2003 年下半年进行两次水质检查

(4) 制定护理措施:护理目标制定后,社区护士应与护理对象及相关人员共同制定出可行的护理措施。护理措施应以科学理论为依据,是安全可行的,能充分运用社区现有资源,并且社区护士、护理对象及其他相关人员三者之间应相互协调一致。

4. 实施社区护理计划 实施是将护理计划付诸行动的过程。在实施护理计划的过程中,社区护士应做到以下几点:

(1) 掌握必要的知识与技术:社区护士要掌握多种流行病学的调查方法和技能,才能使护理计划得以顺利实施。

(2) 沟通和交流:护理计划的实施需要多个部门参与,尤其是政府的支持,社区护士必须有良好的人际交流与沟通的技巧,协调不同部门及专业间的要求,以保证社区护理计划的顺利实施。

(3) 充分利用社区资源:应充分利用社区现有的各种卫生资源,调动一切积极因素,并促使社区居民积极参与社区卫生服务工作,共同做好社区护理工作。

(4) 及时评价:社区护士应及时对护理工作的实施情况进行评价,若发现问题要及时修改和完善社区护理计划,确保护理效果。

(5) 护理记录:护理记录既是本次护理工作的总结,也是以后护理工作的良好参考,因此及时准确地记录各项护理工作情况、计划执行情况、病人的反映及效果是非常必要的。记录的方式可以是以一个问题不同服务对象的反映,也可以是以一个服务对象的不同情况来加以描述。

5. 社区护理效果评价 护理程序的最后阶段是评价。评价是将护理前护理对象的健康状况与护理措施实施后所产生的结果相比较。评价是用来发现措施实施时发生的问题,并修改和完善问题的依据。

(1) 评价的形式:评价的形式有两种,即结果评价和过程评价。

1) 结果评价:结果评价是对护理措施实施后所产生的结果进行评价。争取尽早发现问题并及时排除,若护理工作的目的尚未完全实现或需要重新调查,应找出原因,并对护理措施加以修改和完善。结果评价包括效果评价、效率评价、效益评价和影响评价。

2) 过程评价:过程评价是在结果产生之前,对护理计划的实施进度、过程和质量进行监控和控制。评价的内容有计划的实施与落实情况、资源的提供与利用情况、评价目的的明确性、护理过程的全面性和准确性、诊断的准确性、措施的准确性、护理是否明确具体等。

(2) 评价内容

1) 护理目标评价:评价护理措施产生的效果是否与预定目标方向一致,以及护理措施实施的进度。出现目标偏离时,要及时进行原因分析,并进行修改和纠正。

2) 效率评价:评价护理措施所投入的各种资源、时间等与护理效果的比较。要求用省时、省力、经济的途径获得较好的效果。

3) 有效性评价:评价采取的护理干预措施是否取得促进健康、维持健康、预防疾病的实际效果。

4) 影响性评价:除了评价护理活动实施后为社区人群健康和社会经济发展带来的贡献和影响外,还要评价护理干预结果的持久性和范围的广泛性。

5) 效益评价:效益是指护理活动实施所投入的各种资源与所获得的社会和经济效果的比较。效益评价可分为宏观与微观评价。宏观评价的是护理活动所取得的社会效益,用于衡量社区护理在卫生保健事业中的地位和作用。微观评价是对某个单位或某项具体护理措施产生的经济效益进行评价。

(3) 评价的方法

1) 观察法:观察法是通过对护理对象的行为进行直接的观察来收集资料的过程。由于实施现场具体,与护理对象接触直接,所以可获得较为真实可靠的评估资料,但对评估人员能力要求较高。其局限性是较为费时费力。

2) 结构式访谈:结构式访谈是评估者带着问题与服务对象深入地进行交流来获取信息的过程。交谈形式较为灵活性。结构式访谈对评估人员的能力要求不高,而且所获得的资料结构统一,数据准确性高,便于分析,适用于较复杂的问题。其局限性是费时费力;容易出现诱导性偏差;调查对象分布较局限。

3) 问卷调查:根据评价目的,制定出有关项目的调查表并解释填表要求,由服务对象按要求逐项填写,最后获得评价资料。其特点是基本不需要调查人员介入,适用于较简单的问题调查,内容不多。其局限性是有得到错误答复的可能性,调查对象要有一定的文化水平,可能受到其他因素干扰,费时,调查结果有被评价者错误理解的可能性。

4) 标准检查:是用现有衡量标准对照护理活动的实际结果,如国家制定的社区护理实践标准。其优点是衡量标准有较强的可信度,为护理单位的资料结果提供了与国家标准进行比较的机会。其局限性是有时由于国家标准较为宏观,使用时难以获得实用的衡量标准。

护理程序是一个连续的、动态的、综合的过程,各环节联系紧密,缺一不可。

每一步骤既需前一步骤作为前提,也是下一步骤实施的条件。

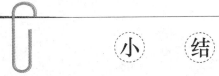

社区卫生服务是指由卫生及相关部门向社区居民提供情报的预防、医疗、保健、康复、健康教育及计划生育技术指导等保健活动的总称,其特点是服务对象的广泛性、范围内容的综合性、范围过程的连续性以及卫生服务的协调和可及性。社区护理是社区卫生服务工作的一个重要组成部分。社区护理也是护理工作的一部分,它是应用护理学、社会医学等的知识和理论,解决社区、家庭及个人的健康问题并满足其健康需求。社区护理的基本概念包括三个方面的内容,即促进健康、保护健康、预防疾病及残障,最大限度地保证及促进人群的健康。社区护理的特点是不局限在某一个年龄组成或某一种疾病,而是针对整个社区人群实施连续的、动态的健康服务。

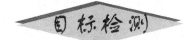

简答题

1. 简述社区的定义和构成要素。

2. 简述社区卫生保健的概念及其特点。

3. 叙述社区护理的特点。

4. 社区护士具有哪些角色,具备哪些职责?

(曹国清)

参 考 文 献

陈锦治.2002.卫生保健.北京:科学出版社

陈锦治,黄惟清.2002.社区保健.北京:人民卫生出版社

龚幼龙.2000.社会医学.北京:人民卫生出版社

林菊英.2000.社区护理.北京:科学出版社,15~16

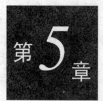

第5章

卫生统计基本方法

学习目标

1. 正确描述正态分布的特征及其面积分布规律
2. 应用正态分布规律解决实际问题
3. 说出 t 分布规律,能运用 t 分布规律进行总体均数的估计
4. 说出检验假设的一般步骤,能运用 t 检验解决实际问题
5. 说出常用疾病的统计指标,并能正确辨别其联系与区别
6. 能运用 χ^2 检验解决实际问题

统计学是研究数据的收集、整理、分析的一门科学,帮助人们分析已有的资料信息,达到去伪存真、正确认识世界的目的。医学统计学是应用概率论和数理统计的基本原理和方法,研究医学领域中数据的收集、整理和分析的一门科学。正在逐步兴起的循证医学,正是以医学统计学为重要支柱来达到去伪存真并帮助临床医师得出更为科学可靠的结论。所以,医学统计学是医学生必须学习的一门重要课程。

第 1 节　正态分布

一、正态分布的概念和特征

(一) 正态分布的概念

正态分布是一种重要的连续型随机变量的概率分布。连续型随机变量是指随机变量取值充满某一区间,而又无法一一列出其每一个可能取值,但在某一区间内取值的概率可通过计算某一积分获得,被积函数则被称为连续型随机变量的密度函数。如果 x 为连续随机变量,密度函数为 $f(x)$,则其分布函数为:

$$F(x) = \int_{0 \sim \infty}^{x} f(x) \mathrm{d}x$$

(二) 正态分布的图形

在卫生资料中,有许多变量为连续型随机变量,如身高、体重、白细胞数、血红蛋白等,其中大多数变量的频数分布是中间频数多,两边频数少,且两边对称。例如,图 5-1 为某市 8 岁男孩的身高频数分布直方图(图 5-1a),高峰位于中间,两侧基本对称。若 8 岁男孩人数逐渐增加,组段不断分细,图中直条将逐渐变窄(图 5-1b),就会逐渐形成高峰位于中央、两侧逐渐降低且左右对称的光滑曲线(图 5-1c),这条曲线称为频数曲线或频率曲线,近似于数学上的正态分布曲线。正态分布曲线呈对称的钟形,中间高,两头低,曲线两端逐渐与横轴相接近,但永远也不能与横轴相交。由于频数的总和等于 100% 或 1,所以图 5-1c 中横轴上曲线下的面积等于 100% 或 1;又由于曲线两侧完全对称,所以曲线顶点与横轴的交点恰好为均数所在处,且两侧的面积都为 50%。

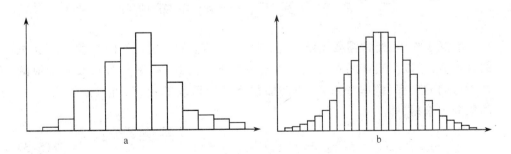

图 5-1　频数分布逐渐接近正态分布示意

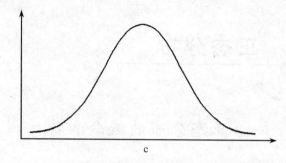

图 5-1　频数分布逐渐接近正态分布示意(续)

（三）正态分布的特征

正态分布曲线的密度函数为：

$$f(x) = \frac{1}{\sigma\sqrt{2\pi}}e^{\frac{-(x-\mu)^2}{2\sigma^2}} \qquad -\infty < x < +\infty \tag{5-1}$$

为应用方便,常将式(5-1)做变量变换,使 $\mu = 0$, $\sigma = 1$,此种使 u 服从均数 μ 为 0,标准差 σ 为 1 的正态分布为标准正态分布。即设

$$u = \frac{x - \mu}{\sigma} \tag{5-2}$$

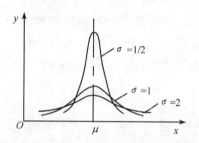

图 5-2　μ、σ 值对正态分布曲线的影响

1. 正态曲线在横轴上方均数处最高。

2. 正态分布以均数为中心,左右对称。

3. 正态分布有两个参数,即均数 μ 和标准差 σ。μ 是位置参数,当 σ 恒定后,μ 越大,则曲线沿横轴越向右移动;反之,μ 越小,则曲线沿横轴越向左移动。σ 是变异度参数,当 μ 恒定时,σ 越大,表示数据越分散,曲线越"胖";σ 越小,表示数据越集中,曲线越"瘦"(图 5-2)。

4. 正态曲线下的面积分布有一定规律(详见后)。

二、正态曲线下面积的分布规律

实际工作中,经常需要了解正态曲线下横轴上的一定区间的面积占总面积的百分数,用以反映该区间的频数占总频数的百分比(频率分布),或变量值落在该区间的概率(概率分布)。正态曲线下一定区间的面积,可以通过式(5-3)的积分来求得,即

$$D = f(x_2) - f(x_1) = \int_{x_1}^{x_2} \frac{1}{\sigma\sqrt{2\pi}}e^{\frac{-(x-\mu)^2}{2\sigma^2}}\mathrm{d}x \tag{5-3}$$

式中 $f(x_2)$ 和 $f(x_1)$ 分别是正态变量 x_2 和 x_1 的累计分布函数(图 5-3a);D 为正态变量 x_2 和 x_1 的累计分布函数的差,即正态变量从 x_2 到 x_1 的面积(图 5-3b)。

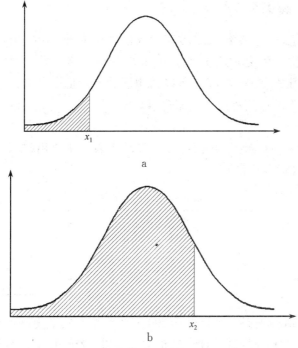

图 5-3　正态曲线下面积分布示意图

求得曲线下 (x_2, x_1) 范围内的面积,从而估计在 (x_2, x_1) 范围内的频数比例。无论取什么值,正态密度函数曲线下的面积分布有如下规律:

1. 正态密度函数曲线与横轴间的面积恒等于 1 或 100%。

2. 当 μ、σ 和 x 已知时,须先按式(5-2)求得 u 值,再查 u 值表,即得所求区间面积占总面积的比例。

3. 曲线下对称于 0($u = 0$)的区间,面积相等。

三、正态分布的应用

正态分布是一种的连续型随机变量的概率分布,是很多统计处理方法的基础。其主要应用在以下几个方面。

(一)频率分布的估计

例 5-1　某地 1999 年抽样调查了 100 名 8 岁男孩的身高,得均数 $\overline{x} = 120.84\text{cm}$,标准差 $s = 5.67\text{cm}$,试估计该地 8 岁男孩身高在 110cm 以下者占该地 8 岁男孩总数的百分比。

按式(5-2)求 u:

$$u = \frac{x - \mu}{\sigma} = \frac{x - \overline{x}}{s} = \frac{110 - 120.84}{5.67} = -1.912$$

查附表 1,在表的左侧找到 -1.9,在表的上方查到 0.01,两者相交处为 0.0281 = 2.81%。即该地 8 岁男孩身高在 110cm 以下者占该地 8 岁男孩总数的百分比为 2.81%,不到 3%。

（二）制定医学参考值范围

医学参考值是指包括绝大多数正常人的人体形态、功能和代谢产物等各种生理及生化指标常数，也称正常值。由于存在着个体差异，生物医学数据并非常数，而是在一定范围内波动的，所以采用医学参考值。

1. 估计医学正常值范围 按式（5-4）

$$\overline{x} \pm us \qquad\qquad (5-4)$$

式中 $\overline{x}$ 为均数，s 为标准差，u 值可根据要求由表 5-1 查出（本表同附表 1，但 u 值较少而有效数字多一位）。

表 5-1 常用 u 值表

正常值范围%	单侧	双侧
80	0.842	1.282
90	1.282	1.645
95	1.645	1.960
99	2.326	2.576

例 5-2 某地调查正常成年男子 200 人的红细胞均数得 $\overline{x} = 55.26 \times 10^{12}/L$，标准差 $s = 0.38 \times 10^{12}/L$，试估计该地正常成年男子红细胞的参考值范围。

因红细胞过多或过少均属异常，故取双侧。该地正常成年男子红细胞的 95% 参考值范围为：

下限：$\overline{x} - 1.960s = 55.26 \times 10^{12}/L - 1.960 \times 10^{12}/L = 54.52 \times 10^{12}/L$

上限：$\overline{x} + 1.960s = 55.26 \times 10^{12}/L + 1.960 \times 10^{12}/L = 56.00 \times 10^{12}/L$

即该地正常成年男子红细胞的 95% 参考值范围为 $54.52 \times 10^{12}/L \sim 56.00 \times 10^{12}/L$。

2. 质量控制 为了控制实验中的检测误差，常以 $\overline{x} \pm 2s$ 作为上、下警戒值，以 $\overline{x} \pm 3s$ 作为上、下控制值。这里的 $2s$ 和 $3s$ 可视为 $1.960s$ 和 $2.576s$ 的约数。

（三）正态分布是许多统计方法的理论基础

统计学中的 t 分布、χ^2 分布及 F 分布等都是在正态分布的基础上推导出来的。某些分布（如二项分布、Poisson 分布等）的极限均为正态分布，在一定条件下均可按正态近似的原理来处理。常用的 u 检验就是以正态分布为理论基础。

链接

医学正常值是临床诊断的重要依据。例如，WBC 计数、RBC 计数、Hb 值等都是依据正态分布理论计算出的估计值，即医学正常值的范围并没有包括所有"正常人"，还有一部分"正常人"的值在正常值之外，这一部分"正常人"在临床诊断中就容易发生误诊；相对"异常人"的分布有与"正常人"分布相重合的部分，即有一部分"异常人"的值在正常值的范围里，这部分"异常人"在临床诊断中容易发生漏诊。所以在临床诊断中，不能完全依据临床检验数据来诊断，还是主要根据临床症状及体征来诊断。

（徐晓勇 赵云冬）

第 2 节　总体均数的估计和假设检验

一、均数的抽样误差与标准误

(一) 抽样误差

医学研究的目的是要揭示总体的信息,而总体往往很大,不方便直接作为研究对象。通常是从总体中随机抽取一个有代表性的样本,通过样本获得的统计量(样本均数 $\bar{x}$,样本率 p 等)来推断总体参数(如总体均数 μ,总体率 π 等)的情况。

由于人与人之间存在个体差异,从而导致抽样时获得的样本统计量常常很难与总体参数相等,这种由于抽样引起的样本统计量与总体参数之间的差别,称为抽样误差。同理,样本均数 $\bar{x}$ 与总体参数 μ 之间的差异称做均数的抽样误差。只要是抽样研究,就必然存在抽样误差。抽样误差的大小可以用标准误来衡量。

那么,到底什么是标准误? 标准误与标准差有什么区别呢? 前面曾提到过标准差,它反映的是各原始观察值的变异情况。可以设想,若从一个总体中反复多次抽样,可算出多个样本均数,而这些样本均数之间以及样本均数与总体均数之间很难完全相同,但这些样本均数却有一定的规律性。研究表明,若抽样次数足够多,这些样本均数的频数分布是以总体均数 μ 为中心的正态或近似正态分布的,其标准差(即这些样本均数的标准差)称为标准误。显然,标准误能反映这些均数的变异程度,标准误越大,样本均数 $\bar{x}$ 偏离总体均数 μ 越远,亦即抽样误差越大,用样本均数估计总体均数可靠性越差;反之,亦然。可见,标准误能准确反映抽样误差的大小。

(二) 标准误的计算

理论上标准误用 $\sigma_{\bar{x}}$ 表示,称为理论值,其大小为:

$$\sigma_{\bar{x}} = \frac{\sigma}{\sqrt{n}} \tag{5-5}$$

由于总体标准差 σ 通常未知,一般用样本标准差 s 来估计,故理论值 $\sigma_{\bar{x}}$ 也多用估计值 $s_{\bar{x}}$ 来估计,其计算公式为:

$$s_{\bar{x}} = \frac{s}{\sqrt{n}} \tag{5-6}$$

由上可知,标准误的大小与标准差成正比,与样本含量的平方根成反比。

例 5-3　随机抽取某地区 100 名儿童血红蛋白资料的 $\bar{x} = 12$ g/dl,$s = 2$ g/dl,问该样本的抽样误差是多少?

显然,抽样误差的大小可用标准误来衡量。代入式(5-6):

$$s_{\bar{x}} = \frac{2}{\sqrt{100}} = 0.2 \text{g/dl}$$

即该样本的抽样误差为 0.2 g/dl。

（三）标准误的应用

1. 反映抽样误差的大小　标准误越大，抽样误差越大，用 $\bar{x}$ 来估计 μ 的可靠性越差；反之，标准差越小，抽样误差越小，用 $\bar{x}$ 估计 μ 的可靠性越好。

2. 估计总体均数 μ 的大小　常结合样本均数 $\bar{x}$，根据正态分布原理，对总体均数 μ 的大小进行区间估计，即总体均数 μ 的可信区间。

3. 结合样本均数进行假设检验。

二、t 分 布

（一）t 分布来历

一条曲线对应一个方程，正态分布曲线方程为 $f(x) = \frac{1}{\sigma\sqrt{2\pi}} e^{-(x-\mu)^2/2\sigma^2}$，$-\infty < x < +\infty$，它是一条以 μ 为中心的钟形曲线。由于该曲线呈对称分布，为了应用方便，将坐标原点平移至曲线中央，即用 $u = \frac{x-\mu}{\sigma}$ 代入方程，从而得到一个新的方程，即 $\varphi(u) = \frac{1}{\sqrt{2\pi}} e^{-u^2/2}$，$-\infty < u < +\infty$。显然，该方程的自变量为 u，曲线则是以 0 为中心的 u 值分布曲线，也称标准正态曲线，该曲线的 $\mu = 0$，$\sigma = 1$。

同理，当取样次数 $n = \infty$ 时，样本均数的分布为完全对称的正态分布，也可用 $u = \frac{\bar{x}-\mu}{\sigma_{\bar{x}}}$ 将样本均数转换成 u 值，得到 u 分布曲线，即标准正态分布曲线。而当取样次数 n 为任意值时，因 σ 是未知的，故用 $s_{\bar{x}}$ 来估计 $\sigma_{\bar{x}}$，这时计算出来的便不是 u 值，而是 t 值了，即 $t = \frac{\bar{x}-\mu}{s_{\bar{x}}}$。以 t 值为自变量的曲线便称为 t 分布曲线了。

（二）t 分布曲线的特点

t 分布是以 0 为中心，左右对称的钟形曲线（图 5-4）。该曲线具有如下几个特点：①曲线形态与自由度 ν（$\nu = n-1$）大小有关，ν 越大，t 分布曲线越集中高耸；ν 越小，曲线越低平，尾部翘得越高。当 $\nu = \infty$ 时，t 分布便成为 u 分布，即标准正态分布。②图中两端阴影总面积大小为 P 值，且 $|t|$ 值越大，P 值越小。③当 t 值固定时，单侧的 P 值只有双侧的一半。为便于使用，统计学家编制了 t 界值表（附表 2）

从样本信息推断总体信息称为统计推断，统计推断包括参数估计和假设检验。t 分布理论是对计量资料进行统计推断的重要依据。

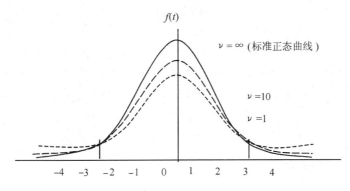

图 5-4　自由度为 $1,10,\infty$ 的 t 分布示意图

三、总体均数的估计

我们已经知道,从总体中多次抽样($n\rightarrow\infty$)算出的样本均数呈正态或近似正态分布,故也符合正态曲线下面积分布规律,即:$(\overline{x}-1.96s_{\overline{x}},\overline{x}+1.96s_{\overline{x}})$ 占 95% 的面积,换言之,此区间包含有 95% 的样本均数,或总体均数在此区间出现的可能性为 95%。此区间被称为 μ 的 95% 可信区间,即总体均数大小范围。

链　接

自　由　度

　　自由度(符号为 ν)是指随机变量值能"自由"取值的个数。例如,均数为 2 的三个变量值,如果任意指定的两个数为 1 和 2,那么,由于受到均数 2 的限制,第三个数只能是 3,否则均数不为 2,因此该资料可以"自由"取值的个数为 $\nu=3-1=2$。其他情况下的自由度以此类推。

可见,总体均数 μ 的 95% 可信区间公式为:

$$(\overline{x}-1.96s_{\overline{x}},\overline{x}+1.96s_{\overline{x}}) \tag{5-7}$$

同理,μ 的 99% 可信区间为:

$$(\overline{x}-2.58s_{\overline{x}},\overline{x}+2.58s_{\overline{x}}) \tag{5-8}$$

以上为 n 较大时的估计方法,若 n 较小,则 μ 的 95% 可信区间为:

$$(\overline{x}-t_{0.05},\nu^{s_{\overline{x}}},\overline{x}+t_{0.05},\nu^{s_{\overline{x}}}) \tag{5-9}$$

μ 的 99% 可信区间为:

$$(\overline{x}-t_{0.01},\nu^{s_{\overline{x}}},\overline{x}+t_{0.01},\nu^{s_{\overline{x}}}) \tag{5-10}$$

以上 t 值可根据自由度 ν 的大小,通过查 t 界值表得到。

例5-4　仍以例 5-3 资料为例,因 $n=100$ 为大样本,故可用式(5-7)和式(5-8)分别计算该地区儿童血红蛋白总体均数 95% 和 99% 的可信区间:

95% 可信区间:$12\pm1.96\times0.2=11.6\sim12.4$ (g/dl)

99% 可信区间:$12\pm2.58\times0.2=11.5\sim12.5$ (g/dl)

例5-5　某厂医生随机抽取 30 名铅作业工人,测得尿铅均数为 0.064mg/L,标准差为 0.012mg/L,求该厂所有铅作业工人尿铅含量 95% 和 99% 的可信区间。

因本例 n 较小,故只能用式(5-9)和式(5-10),先计算标准误,再代入公式:

$$s_{\bar{x}} = \frac{s}{\sqrt{n}} = \frac{0.012}{\sqrt{30}} = 0.0022(\text{mg/L})$$

由 $\nu = n - 1 = 30 - 1 = 29$,查 t 值表 $t_{0.05,29} = 2.045$,$t_{0.01,29} = 2.756$,代入公式:

95%可信区间:$0.064 \pm 2.045 \times 0.012 = 0.0595 \sim 0.0685$ (mg/L)

99%可信区间:$0.064 \pm 2.756 \times 0.012 = 0.0579 \sim 0.0701$ (mg/L)

四、假设检验的一般步骤

(一)假设检验概念

在临床科研当中经常会遇到资料之间的对比,而反映其特征的样本指标(如样本均数或样本率)往往不同。显然,当样本指标不相同时,存在两种可能性:①由抽样误差造成。②因来自不相等的总体导致的。

那么到底属于哪种情况? 该如何来做出判断呢? 统计学上是通过假设检验来回答的。

假设检验又称显著性检验,是根据样本信息判断总体指标之间差别有无统计学意义的一种统计分析方法。

(二)假设检验的一般步骤

不管哪种资料类型或何种检验方法,假设检验过程基本一致,大致分为以下几步:

1. 建立假设　即针对上述的两种可能情况分别建立假设:

(1) 无效假设 H_0:假设样本指标所代表的总体参数相等,样本指标间不等是由抽样误差造成的,可写成 $\mu_1 = \mu_2$,$\mu = \mu_0$ 等。

(2) 备择假设 H_1:假设样本指标所代表的总体参数不等不是由抽样误差造成的,可写成 $\mu_1 \neq \mu_2$,$\mu \neq \mu_0$ 等。

2. 确定检验水准 α　检验水准也称显著性水准,是判断 P 是否为小概率的界值水平,可人为确定,通常取 $\alpha = 0.05$。

3. 选定检验方法,计算统计量　不同的资料类型选择不同的统计检验方法,但统计量(t 值、u 值或 χ^2 值等)的计算均建立在 H_0 成立的前提条件之下。

4. 确定 P 值　P 值,即 H_0 成立的概率,是根据计算得出的统计量,结合自由度大小,再查有关界值表(t 界值表、χ^2 值表等)获得的。

5. 做出统计推断

(1) 若 $P \leqslant \alpha$,即 H_0 成立的概率为小概率事件,此时应拒绝 H_0,接受 H_1,统计学上有差别(若 $P \leqslant 0.05$,说明差别有显著性;若 $P \leqslant 0.01$,说明差别有高度显著性或非常显著性。)

(2) 若 $P > \alpha$,则不能拒绝 H_0,统计学上无差别。

五、t 检 验

计量资料的 t 检验适用于两均数之间的对比,有三种类型,即样本均数与总体均数、配对计量资料、两样本均数之间的比较。

（一）样本均数与总体均数比较

样本均数与总体均数比较也称单样本 t 检验，目的是推断 $\overline{x}$ 所代表的未知总体均数 μ 与已知的总体均数 μ_0 是否相等。检验统计量公式为：

$$t = \frac{\left|\overline{x} - \mu_0\right|}{s_{\overline{x}}} \tag{5-11}$$

该式分子之所以取绝对值，是为了保证算得的 t 值为正数。因 t 界值表中只列出了 t 的正值部分而没有列出负值，而正负 t 值所对应的 P 值是相等的。

例 5-6　用传统疗法治疗肺炎患者平均退热天数为 6.3 天。现某医生用新疗法治疗 12 例肺炎患者的平均退热天数为 5.5 天，标准差是 1.2 天。试比较新疗法与传统疗法退热天数有无不同。

检验步骤：

（1）建立假设：$H_0: \mu = \mu_0$，两疗法治疗肺炎效果相同；$H_1: \mu \neq \mu_0$，两疗法治疗肺炎效果不同。$\alpha = 0.05$。

（2）计算 t 值：

$$t = \frac{\left|\overline{x} - \mu_0\right|}{s_{\overline{x}}}$$

本例 $\overline{x} = 5.5, \mu_0 = 6.3, s = 1.2, n = 12$，代入公式，

$$t = \frac{|5.5 - 6.3|}{\dfrac{1.2}{\sqrt{12}}} = 2.309$$

（3）确定 P 值：$\nu = n - 1 = 12 - 1 = 11, t_{0.05,11} = 2.201$，现 $t = 2.309 > 2.201$，故 $P < 0.05$。

（4）判断结果：按 $\alpha = 0.05$ 水准，拒绝 H_0，接受 H_1，差别有统计学意义，可以认为两种疗法治疗肺炎效果不同，新疗法优于传统疗法。

（二）配对计量资料 t 检验

本检验适用于配对设计的计量资料，常见于以下两种情况：①对同对的两个受试对象分别给予不同的处理。②同一受试对象处理前后的比较。该设计得到的数据都是成对出现的，解决这类问题，首先要求出各对间的差值 d，把 d 看做变量值，计算其均数 $\overline{d}$，若处理后的效果无差别，理论上差值 d 的总体均数应为 0，故可将这类问题看成是样本均数 $\overline{d}$ 与已知的总体均数 0 之间比较的 t 检验。

t 检验公式为：

$$t = \frac{\left|\overline{d} - 0\right|}{s_{\overline{d}}} = \frac{\left|\overline{d}\right|}{s_{\overline{d}}} \tag{5-12}$$

式中 $\overline{d}$ 为差值 d 的均数，$s_{\overline{d}}$ 为差值 d 的标准误。

例 5-7　用克矽平治疗硅沉着病（矽肺）10 名，治疗前后血红蛋白的变化见

表 5-2,问该药能否引起血红蛋白含量的变化。

表 5-2 克矽平治疗前后硅沉着病患者血红蛋白含量

患者编号	血红蛋白(g/dl)		差值 d	d^2
	治疗前	治疗后		
1	11.3	14.0	2.7	7.29
2	15.0	13.8	−1.2	1.44
3	15.0	14.0	−1.0	1.00
4	13.5	13.5	0.0	0.00
5	12.8	13.5	0.7	0.49
6	10.0	12.0	2.0	4.00
7	11.0	14.7	3.7	13.69
8	12.0	11.4	−0.6	0.36
9	13.0	13.8	0.8	0.64
10	12.3	12.0	0.3	0.09
合计			$\sum d = 6.8$	$\sum d^2 = 29$

检验步骤：

(1) 建立假设：$H_0 : u_d = 0$，即该药不影响血红蛋白的变化；$H_1 : u_d \neq 0$，该药会导致患者血红蛋白的变化。$\alpha = 0.05$。

(2) 计算 t 值

$$t = \frac{|\overline{d} - 0|}{s_{\overline{d}}} = \frac{|\overline{d}|}{s_{\overline{d}}}$$

本例：$\overline{d} = \dfrac{\sum d}{n} = \dfrac{6.8}{10} = 0.68 (\text{g/dl})$

$$s_d = \sqrt{\frac{\sum d^2 - \dfrac{(\sum d)^2}{n}}{n-1}} = \sqrt{\frac{29 - \dfrac{(6.8)^2}{10}}{10-1}} = 1.65 (\text{g/dl})$$

$$s_{\overline{d}} = \frac{s_d}{\sqrt{n}} = \frac{1.65}{\sqrt{10}} = 0.52 (\text{g/dl})$$

$$t = \frac{0.68}{0.52} = 1.31$$

(3) 确定 P 值：本例 $\nu = n - 1 = 10 - 1 = 9$，查 t 值表，$t_{0.05,9} = 2.262$。现 $1.31 < 2.262$，即 $t < t_{0.05,9}$，故 $P > 0.05$。

(4) 判断结果：按 $\alpha = 0.05$ 水准，不拒绝 H_0，差别无统计学意义，可以认为克矽平不会导致患者的血红蛋白发生变化。

(三) 两样本均数比较

两样本均数比较也称成组资料比较,检验的目的是要推断两样本均数各自所代表的总体均数是否相等。

t 检验公式为：

$$t = \frac{|\bar{x}_1 - \bar{x}_2|}{s_{\bar{x}_1 - \bar{x}_2}} \qquad (5\text{-}13)$$

其中：

$$s_{\bar{x}_1 - \bar{x}_2} = \sqrt{s_c^2 \left(\frac{1}{n_1} + \frac{1}{n_2} \right)}$$

s_c^2 为合并方差，且

$$s_c^2 = \frac{\sum x_1^2 - \dfrac{(\sum x_1)^2}{n} + \sum x_2^2 - \dfrac{(\sum x_2)^2}{n}}{n_1 - 1 + n_2 - 1} = \frac{(n_1 - 1)s_1^2 + (n_2 - 1)s_2^2}{n_1 + n_2 - 2}$$

故

$$t = \frac{|\bar{x}_1 - \bar{x}_2|}{\sqrt{\dfrac{(n_1 - 1)s_1^2 + (n_2 - 1)s_2^2}{n_1 + n_2 - 2} \left(\dfrac{1}{n_1} + \dfrac{1}{n_2} \right)}} \qquad (5\text{-}14)$$

例 5-8 某医师用青霉素治疗肺炎病人 10 名，另以病情相似的 8 名肺炎患者采用磺胺疗法做对照，得资料如表 5-3。问两种疗法退热天数有无差别。

表 5-3 两种疗法治疗肺炎退热天数比较

患者编号	试验组（青霉素疗法）		患者编号	对照组（磺胺疗法）	
	x	x^2		x	x^2
1	2	4	1	6	36
2	3	9	2	5	25
3	3	9	3	8	64
4	4	16	4	10	100
5	5	25	5	9	81
6	5	25	6	7	49
7	6	36	7	8	64
8	7	49	8	11	121
9	8	64			
10	9	81			
$\sum x_1 = 52$	$\sum x_1^2 = 318$			$\sum x_2 = 64$	$\sum x_2^2 = 540$

注：x 表示退热天数

检验步骤：

(1) 建立假设：$H_0: \mu_1 = \mu_2$；$H_1: \mu_1 \neq \mu_2$；$\alpha = 0.05$。

(2) 计算 t 值：$\bar{x}_1 = \dfrac{52}{10} = 5.2$（天），$\bar{x}_2 = \dfrac{64}{8} = 8$（天）

$$s_c^2 = \frac{318 - \dfrac{52^2}{10} + 540 - \dfrac{64^2}{8}}{10 + 8 - 2} = 4.725$$

$$s_{\bar{x}_1 - \bar{x}_2} = \sqrt{4.725 \left(\frac{1}{10} + \frac{1}{8} \right)} = 1.031$$

$$t = \frac{8 - 5.2}{1.031} = 2.716$$

（3）确定 P 值：$\nu = n_1 + n_2 - 2 = 10 + 8 - 2 = 16$，查表得 $t_{0.05,16} = 2.120$ 现 $t > t_{0.05,16}$，故 $P < 0.05$。

（4）判断结果：按 $\alpha = 0.05$ 水准，拒绝 H_0，接受 H_1，差异有统计学意义，可以认为两疗法退热天数有差别，青霉素退热较快。

当 n_1、n_2 均为大样本（通常指 $n \geq 30$）时，也可采用 u 检验：

$$u = \frac{|\overline{x_1} - \overline{x_2}|}{\sqrt{\dfrac{s_1^2}{n_1} + \dfrac{s_2^2}{n_2}}} \tag{5-15}$$

例 5-9 某医院为研究血清胆固醇水平与劳动类型之间的关系，对脑力劳动与体力劳动两类人群的血清胆固醇水平进行了调查，调查资料见表 5-4。问不同劳动类型的人群血清胆固醇水平是否不同。

表 5-4 两种劳动类型的人血清胆固醇水平

劳动类型	人数	均值	标准差
脑力劳动组	537	185.6	27.8
体力劳动组	643	178.3	31.1

检验步骤：

（1）建立假设：$H_0: \mu_1 = \mu_2$；$H_1: \mu_1 \neq \mu_2$；$\alpha = 0.05$。

（2）计算 u 值：$u = \dfrac{185.6 - 178.3}{\sqrt{\dfrac{(27.8)^2}{537} + \dfrac{(31.1)^2}{643}}} = 4.255$

（3）确定 P 值：u 检验的临界值是固定的，因此可以不必查表。

$P = 0.05$ 时，$u = 1.96$；$P = 0.01$ 时，$u = 2.58$；现 $u = 4.255 > 2.58$，故 $P < 0.01$。

（4）判断结果：按 $\alpha = 0.05$ 水准，拒绝 H_0，接受 H_1，差异有高度显著性，可以认为两种劳动类型的人血清胆固醇有差别，脑力劳动组高于体力劳动组。

（四）假设检验的注意事项

1. 科学的研究设计是假设检验的前提　没有周密、科学的研究设计作为前提，任何假设检验都会失去实际意义，很难得出有说服力、有价值的结果。

研究设计时，应考虑随机化抽样并使抽得的样本足够大，以保证样本能较好地代表总体。此外，要注意相互比较的资料间均衡可比，即除了要比较的因素之外，其他因素应尽可能相同或相似。

2. 根据整理后的资料类型选用适当的假设检验方法　资料类型和设计方案不同，采用的检验方法及公式也不相同。例如，两两比较的计量资料一般用 t 检验或 u 检验，而计数资料多采用 χ^2 检验；若为两小样本均数比较，还需注意其是否具有正态性和方差是否齐。

3. 假设检验结论是相对的 是否拒绝 H_0 直接受 α 取值的影响。例如,若 $P = 0.04$,按 $\alpha = 0.05$ 水准拒绝 H_0,而按 $\alpha = 0.01$ 水准则不能拒绝 H_0;再者,取同一检验水准,就现有样本不拒绝 H_0,但增大样本含量,由于减少了抽样误差,就有可能拒绝 H_0,因此当 P 接近 α 时,下结论应慎重。

4. 正确理解差别有无统计意义的涵义 若假设检验结果拒绝 H_0,即相比较的资料间存在统计学差别,该结论只能说明在统计学上有足够的把握认为存在差别,但并不能表示它们之间实际相差很大。例如,$P \leqslant 0.01$ 和 $P \leqslant 0.05$ 在统计学上均是拒绝 H_0,显然前者更有把握认为资料间存在差异,而不是认为资料间相差更大。

两类错误

在假设检验时,如果按 α 水准拒绝 H_0,而实际上 H_0 是成立的,这时所犯的错误称为 I 类错误,犯该错误的概率为 α。相反,如果不能拒绝 H_0,而实际上 H_0 并不成立,则所犯错误称为 II 类错误,该错误的概率为 β。β 往往难以确定,但 α 愈大,β 愈小,反之亦然,故可通过控制 α 的大小间接控制 β。若要同时减少两类错误,则只有增大样本含量。

5. 合理选用单侧或双侧检验 假设检验有单侧和双侧之分,具体选用哪种检验需事先根据专业知识来确定。若事先不知谁大谁小,检验的目的是要比较是否存在差别时用双侧检验,否则用单侧检验。例如,比较新、旧两种疗法的疗效,事先不知孰好孰差,则应用双侧检验;如已知新疗法不会比旧疗法差,分析的目的在于确定是否新疗法确实比旧疗法好,则可用单侧检验。但单侧检验的 P 值为双侧的一半,故单侧检验比双侧检验更易得出差别有统计意义的结论,因此单侧检验的使用应慎重。实际研究当中,多用双侧检验。

6. 结果书写应规范 在医学论文当中报告假设检验结果时,应明确列出检验方法、α 值水准、检验统计量(t 值、u 值或 χ^2 值等)以及 P 值的范围,若是单侧检验还需特别注明。应做到科学、规范,绝不能模棱两可、闪烁其词。

小 结

均数的抽样误差是指由于抽样而导致的样本均数 $\bar{x}$ 与总体均数 μ 之间的差异。均数的抽样误差可用标准误 $s_{\bar{x}}$ 来估计。标准误与标准差之间既有区别又有联系。应正确理解 t 分布的形态特点和规律。t 分布是估计总体均数可信区间以及做计量资料假设检验(t 检验和 u 检验)的理论基础。应正确领会假设检验的注意事项。

(黄 涛)

第 3 节 χ^2 检验

χ^2 检验是一种用途较广的假设检验方法,应用于计数资料(率或比)的显著性检验。本节介绍常用相对数指标和常用疾病统计指标的计算方法,并着重介绍如何应用 χ^2 检验推断两个或两个以上样本率(或构成比)之间是否有差异。

一、常用相对数指标及常用疾病统计指标

因本节讨论的是计数资料的描述,有必要强化相对数的使用。

(一)常用相对数指标

1. **率** 又称频率指标,它说明某现象发生的频率和强度。常以百分率(%)、千分率(‰)、万分率(1/万)、十万分率(1/10 万)等表示。

$$率 = \frac{发生某现象的观察单位数}{可能发生某现象的观察单位总数} \times 100\%(或\ 1000‰\cdots)$$

2. **构成比** 又称构成指标,它说明某一事物内部各组成部分所占的比重或分布,常以百分数表示。

$$构成比 = \frac{某一组成部分的观察单位数}{同一事物各组成部分的观察单位总数} \times 100\%$$

3. **相对比** 它是两个有关指标之比,说明两者的对比水平,常以百分数或倍数表示。

$$构成比 = \frac{甲指标}{乙指标}(或 \times 100\%)$$

(二)应用相对数应注意的问题

1. 计算相对数的分母一般不宜过小。
2. 分析时不能以比代替率。
3. 计算观察单位不等的几个率的平均率时,不能将几个率直接相加求其平均率。
4. 资料的对比应注意可比性。
5. 对样本率(或构成比)的比较应遵循随机抽样,要做假设检验。

(三)常用疾病统计指标

疾病统计指标有很多,这里重点介绍几个容易混淆的指标。

1. 反映疾病发生频度的指标

【发病率】 表示在观察期间内,可能发生某病的一定人群新发生某病的

频率。

$$某发病率 = \frac{观察期内新发生某病的例数}{同期内平均人口数} \times K$$

观察期间可按年、季、月、旬、周等,最常用的观察期间是一年。基数 K 可为 100%、1000‰、10 000/万、100 000/10 万,视具体情况和沿用的习惯分别选用。

【患病率】 又称现患率,指在某时点上受检人群中患某病的人数与受检人数的比例。

$$某病(时点)患病率 = \frac{检查时发现的某病现患病例总数}{该时点受检人口数} \times K$$

患病率指标适用于病程较长的疾病或发病时间不易明确的疾病的统计研究,反映疾病在人群中的流行规模和水平,如慢性病的研究。"时点"在理论上没有长度,但要尽可能缩短观察时间,一般以不超过一个月为宜。

根据具体使用的目的不同,类似患病率的指标还有检出率、感染率、带菌率、阳性率等。

2. 反映疾病严重程度的指标

【某病病死率】 表示在规定的观察期间内,某病患者中因该病而死亡的频率。

$$某病病死率 = \frac{观察期间因某病死亡人数}{同期某病患者数} \times 100\%$$

某一地区某病病死率的分母包括所有患该病的病人。

【某病死亡率】 表示在规定的观察期内,人群中因某病而死亡的频率。

$$某病死亡率 = \frac{观察期间因某病死亡人数}{同期平均人口数} \times 100\ 000/10\ 万$$

某病的病死率和死亡率不同,病死率是某病患者中的病死频率,一般以百分率表示;死亡率是观察人口中某病的死亡频率,一般以 10 万分率表示。前者反映疾病的预后,后者反映人群中因该病而死亡的频率。两者意义不同,不可混淆。

二、四格表资料的 χ^2 检验(两个样本率比较)

例 5-10 某医院用常规降压药和新研制的降压药治疗高血压患者 148 例,结果见表 5-5,问两种药物的疗效有无差别。

表 5-5 两种药物治疗高血压疗效比较

药 物	有效人数	无效人数	合计	有效率(%)
常 规 药	45(49.19)	11(6.81)	56	80.36
新 药	85(80.81)	7(11.19)	92	92.39
合 计	130	18	148	87.84

注:括号内为理论频数

表 5-5 中
| 45 | 11 |
| 85 | 7 |
这四个格子的数据是整个表的基本数据,其余数据都是从这四个基本数据推算出来的,这种资料称为四格表资料。

1. χ^2 检验的基本思想　前面讲过,t 检验要计算统计量 t 值,同样,χ^2 检验也要计算 χ^2 的统计量值。χ^2 值的意义和算法可用式(5-16)这个基本公式来说明。

$$\chi^2 = \sum \frac{(A-T)^2}{T} \tag{5-16}$$

式中 A 为实际频数,如上例的四个基本数据;T 为理论频数,它是根据检验假设来确定的。例如,在上例中我们假设两种药物疗效相同,都等于合计的有效率 87.84%,理论上常规药的有效人数即为 $56 \times 87.84\% = 49.19$ 人,其他各格的理论人数依此类推(见表中括号里的数)。

从式(5-16)可以看出,χ^2 值反映了实际频数与理论频数吻合的程度。如果检验假设成立,则实际频数与理论频数之差一般不会很大,出现大的 χ^2 值的概率 P 是很小的,若 $P \leqslant \alpha$(检验水准),我们就怀疑假设成立,因而拒绝它;若 $P \geqslant \alpha$,则没有理由拒绝它。χ^2 值与 P 值的对应关系可查附表 3 χ^2 值界值表。χ^2 值的大小除决定于 $A-T$ 的差值外,还取决于格子数(自由度)的多少,因格子数越多,χ^2 值就越大,所以只有排除自由度的影响,χ^2 值才能正确反映 A 和 T 的吻合程度。

$$自由度 \nu = (行数-1)(列数-1) \tag{5-17}$$

2. 本例的 χ^2 值检验

(1) 建立检验假设:H_0:两种药物治疗高血压的疗效相同($\alpha = 0.05$)。

(2) 计算统计量:根据式(5-16),得

$$\chi^2 = \frac{(45-49.19)^2}{49.19} + \frac{(11-6.81)^2}{6.81} + \frac{(85-80.81)^2}{80.81} + \frac{(7-11.19)^2}{11.19} = 4.717$$

(3) 确定概率 P:按式(5-17)$\nu = (行数-1)(列数-1) = (2-1) \times (2-1) = 1$,查附表 3 得 $\chi^2_{0.05(1)} = 3.84$,$\chi^2_{0.01(1)} = 6.63$。$\chi^2_{0.05} < \chi^2 < \chi^2_{0.01}$,即 $0.05 > P > 0.01$,差别有显著性。

(4) 结论:因 $0.05 > P > 0.01$,差别有显著性,原假设不成立,即两种药物治疗高血压的疗效不同。

3. 四格表专用公式　对于四格表资料,还可以直接用专用公式(5-18)计算 χ^2 值,省去求理论值的过程,以简化运算。

$$\chi^2 = \frac{(ad-bc)^2 n}{(a+b)(c+d)(a+c)(b+d)} \tag{5-18}$$

式中,a、b、c、d 分别为四格表的四个实际频数,总例数 $n = a+b+c+d$。仍以表 5-5 为例,标记符号如表 5-6。

表 5-6 两种药物治疗高血压疗效比较

药 物	有效人数	无效人数	合 计
常规药	$45(a)$	$11(b)$	$56(a+b)$
新 药	$85(c)$	$7(d)$	$92(c+d)$
合 计	$130(a+c)$	$18(b+d)$	$148(n)$

应用公式(5-18)计算 χ^2 值得: $\chi^2 = \dfrac{(45 \times 7 - 11 \times 85)^2 \times 148}{56 \times 92 \times 130 \times 18} = 4.717$, 结果与前相同。

三、行×列表资料的 χ^2 检验

四格表的基本数据只有两行两列, 下面介绍的是行数或列数大于 2 的资料, 通称为行×列表, 简记为 $R \times C$ 表。它主要用于解决多个样本率的比较(如例 5-11)、样本构成比的比较(如例 5-12)以及计数资料的相关分析(例 5-13)。但 χ^2 检验的基本思想、计算 χ^2 的基本公式都和四格表 χ^2 检验相同。经公式(5-16)推算出行×列表资料计算公式为

$$\chi^2 = n\left(\sum \frac{A^2}{n_R n_c} - 1\right) \qquad (5-19)$$

式中 n 为总例数; A 为实际频数; n_R 为与理论数同行的合计数; n_C 为与理论数同列的合计数。

(一) 多个样本率的比较

例 5-11 将 133 例尿路感染患者随机分为三组, 第一组 44 例, 接受甲法治疗; 第二组 45 例, 接受乙法治疗; 第三组 44 例, 接受丙法治疗。一个疗程后观察疗效, 结果见表 5-7。问三种疗法的尿培养阴转率有无差别。

表 5-7 三种疗法对尿路感染患者的治疗效果

疗 法	阴转人数	阳性人数	合 计	阴转率(%)
甲	30	14	44	68.2
乙	9	36	45	20.0
丙	32	12	44	72.7
合 计	71	62	133	53.4

1. 建立检验假设 H_0: 三种疗法的阴转率相同($\alpha = 0.05$)。

2. 计算统计量 将表中数据代入式(5-19), 得

$$\chi^2 = 133 \times \left(\frac{30^2}{44 \times 71} + \frac{14^2}{44 \times 62} + \frac{9^2}{45 \times 71} + \frac{36^2}{45 \times 62} + \frac{32^2}{44 \times 71} + \frac{12^2}{44 \times 62} - 1\right)$$

$$= 30.64$$

按式(5-17), $\nu = (行数 - 1)(列数 - 1) = (3 - 1)(2 - 1) = 2$。查附表 3, 得

$\chi^2_{0.05(2)} = 5.99$, $\chi^2_{0.01(2)} = 9.21$。

3. 确定概率 因 $\chi^2 > \chi^2_{0.01(2)}$，即 $P < 0.01$，差别有高度显著性，原假设不成立。

4. 结论 三种疗法的阴转率不相同。

(二) 两个或多个构成比的比较

例 5-12 随机选择 239 例胃、十二指肠疾病患者和 187 例健康献血员，其血型分布见表 5-8。问胃、十二指肠疾病患者和健康献血员血型分布有无差异。

表 5-8 239 例胃、十二指肠疾病患者与 187 例健康献血员血型分布

分　组	A	B	AB	O	合　计
胃、十二指肠疾病患者	47	66	20	106	239
健康输血员	52	54	19	62	187
合　计	99	120	39	168	426

1. 建立检验假设 H_0：胃、十二指肠疾病患者和健康献血员血型分布的构成相同（$\alpha = 0.05$）。

2. 计算统计量 将表中数据代入式(5-19)，得

$$\chi^2 = 426\left(\frac{47^2}{239 \times 99} + \frac{66^2}{239 \times 120} + \frac{20^2}{239 \times 39} + \frac{106^2}{239 \times 168} + \frac{52^2}{187 \times 99}\right.$$
$$\left. + \frac{54^2}{187 \times 120} + \frac{19^2}{187 \times 39} + \frac{62^2}{187 \times 168} - 1\right) = 6.76$$

3. 确定概率 按式(5-17)，$\nu = （行数-1）（列数-1）= (2-1)(4-1) = 3$。查附表 3，得 $\chi^2_{0.05(3)} = 7.81$。因 $\chi^2 < \chi^2_{0.05(3)}$，即 $P > 0.05$，差别无显著性，原假设成立。

4. 结论 胃、十二指肠疾病患者和健康献血员血型分布的构成相同。

(三) 关联性分析

例 5-13 某矿职工医院探讨硅沉着病不同期次患者的肺部平片肺门密度变化，资料如表 5-9，问硅沉着病患者肺门密度的增加与硅沉着病的期次有无关系。

表 5-9 不同期次硅沉着病患者肺门密度级别分布

硅沉着病期次	肺门密度级别			合　计
	+	+ +	+ + +	
Ⅰ	43	188	14	245
Ⅱ	1	96	72	169
Ⅲ	6	17	55	78
合　计	50	301	141	492

注意，本例的设计和分析目的与上述各例不同，前例是两个或两个以上样

本率(或构成比)的比较,目的是分析各总体率(或构成比)之间有无差别。本例是单一样本,每个对象分别按两种标志分级,为双向有序列联表,目的是推断两种标志间有无相关关系。

1. 建立检验假设　H_0:硅沉着病的期次与肺门密度级别无关($\alpha = 0.05$)。

2. 计算统计量　将表中数据代入式(5-19),得

$$\chi^2 = 492(\frac{43^2}{245 \times 50} + \frac{188^2}{245 \times 301} + \frac{14^2}{245 \times 141} + \frac{1^2}{169 \times 50} + \frac{96^2}{169 \times 301}$$
$$+ \frac{72^2}{169 \times 141} + \frac{6^2}{78 \times 50} + \frac{17^2}{78 \times 301} + \frac{55^2}{78 \times 141} - 1) = 163.01$$

3. 确定概率　按式(5-17),$\nu = (\text{行数} - 1)(\text{列数} - 1) = (3 - 1)(3 - 1) = 4$。查附表 3,得 $\chi^2_{0.01(4)} = 13.28$。因 $\chi^2 > \chi^2_{0.01(4)}$,即 $P < 0.01$,差别有高度显著性,原假设不成立。

4. 结论　硅沉着病的期次与肺门密度级别有关。肺门密度有随硅沉着病期次增高而增加的趋势。

(四) 行×列表 χ^2 检验的注意事项

1. 计算 χ^2 值时,必须用绝对数,而不能用相对数,因为 χ^2 值的大小与频数大小有关。

2. χ^2 检验要求理论频数不宜太小,否则有可能导致分析的偏性。通常将理论频数太小界定为:有 1/5 以上格子的理论频数小于 5,或有 1 个格子的理论频数小于 1。

3. 如多个样本率(或构成比)比较的 χ^2 检验结论为拒绝检验假设,只能认为各总体率(或总体构成比)之间总的说来有差别,但不能说明它们彼此间都有差别,或某两者间有差别。

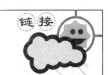

自由度是统计学上的一个常用术语,是指能自由取值的变量个数。例如,有 A、B、C、D、E 五个变量,若规定此五个变量之和为 100,则五个变量中任何四个自由取值之后,剩下的一个变量因受到总和等于 100 的条件限制,就没有自由变动的余地。假设 5 个变量中任何 4 个自由取值为 26、28、19、7,则第 5 个变量只能取 20 才能符合规定的条件,所以自由度为 $n-1$;同理,四格表中,四个格子的理论频数,因为每行(列)的理论数之和要等于原已确定的合计数,所以算出其中任何一个格子的理论数后,其余格子的理论数就无自由变动的余地了,所以自由度为(行数-1)(列数-1)。

(赵云冬)

目标检测

一、单项选择题

1. 正态分布曲线下,横轴上,从均数 $\mu \pm 1.96$ 倍标准差的面积是

　　A. 95%　　　　　　　　　　B. 45%

　　C. 97.5%　　　　　　　　　D. 47.5%

2. 标准正态分布曲线下中间 90% 的面积所对应的横轴尺度 u 的范围是

　　A. -1.645 到 $+1.645$　　　　B. $-\infty$ 到 $+1.645$

C. $-\infty$ 到 $+1.282$　　　　　　　D. -1.282 到 $+1.282$

3. 做假设检验时,若两组差异有非常显著性,其 P 值应是

A. $P>0.1$　　　　　　　　　B. $P>0.05$

C. $P\leqslant0.05$　　　　　　　　D. $P>0.01$

E. $P\leqslant0.01$

4. t 分布成为 u 分布时,其自由度为

A. 1　　　　　　　　　　　B. 3

C. 5　　　　　　　　　　　D. ∞

E. 无法确定

5. $t<t_{0.05,\nu}$ 时,统计上认为

A. 两总体均数差别无显著性　　　B. 两总体均数差别有显著性

C. 两样本均数差别无显著性　　　D. 两样本均数差别有显著性

E. 以上都不是

6. 样本均数比较,经 t 检验,差别有显著性时,P 值越小,说明

A. 两样本均数差别越大　　　　　B. 两总体均数差别越大

C. 越有理由认为两样本均数不同　D. 越有理由认为两总体均数不同

E. 两样本均数差别越小

二、简答题

1. 正态分布曲线特征及曲线下面积分布规律如何?

2. 什么是抽样误差?衡量其大小的指标是什么?

3. 如何理解标准误与标准差之间的区别与联系?

4. t 分布曲线具有哪些特点和规律?

5. χ^2 检验的应用条件有哪些?χ^2 检验用于解决哪些问题?

三、应用题

1. 在某地随机抽取某年龄段儿童 100 名,测得其身高均数为 130.1cm,标准差为 16.0cm。试问该地该年龄段儿童平均身高的 95% 的范围是多少?如果该年龄段一般健康儿童身高的均数是 140.0cm,请问该地儿童身高与一般健康儿童身高是否不同?

2. 某医生用某药治疗急性菌痢 100 例,平均退热时间 10 小时,标准差为 3 小时;对照组 80 例,平均退热时间 12 小时,标准差 4 小时,请问两组的退热时间是否有差别?

3. 分别测得 15 例健康人和 12 例肺气肿病人痰中 α_1-抗胰蛋白酶含量如下表所示,请问肺气肿病人痰中 α_1 抗胰蛋白酶含量与健康人相比是否不同?

健康人	2.7	2.2	4.1	4.3	2.6	1.9	1.7	0.6	1.9
	1.3	1.5	1.3	1.7	1.3	1.9			
病人	3.6	3.4	3.7	5.4	3.6	8.8	4.7	2.9	4.8
	5.6	4.1	3.3						

4. 某医院用某种中草药治疗高血压病人 10 名,治疗前后舒张压的变化如下表,问该中草药对舒张压是否有降低作用。

治疗前后					舒张压(mmHg)					
治疗前	115	110	129	109	110	116	116	116	120	104
治疗后	116	90	108	87	92	90	110	120	88	96

5. 观察某种防制传染性非典型肺炎措施的效果,结果如下,问能否据此认为该措施有效?

分组	人数	非典例数	发病率(%)
实验组	4118	21	5.1
对照组	5217	72	13.8

6. 某卫生防疫站在中小学观察三种矫治近视眼措施的效果,近期疗效数据如下,结论为"近期疗效要以夏天无眼药水为最好,保健操其次,新医疗法最差"。试对此说做分析评价。

矫治方法	观察例数	近期有效率(%)
夏天无眼药水	135	37.78
新医疗法	32	18.75
眼保健操	18	27.78

(徐晓勇 黄 涛 赵云冬)

参 考 文 献

金丕焕.1993.医用统计方法.上海:上海医科大学出版社

马斌荣.2001.医学统计学.北京:人民卫生出版社

倪宗瓒.2003.医学统计学.北京:高等教育出版社

杨树勤.1986.卫生统计学.北京:人民卫生出版社

叶葶葶.2000.预防医学.北京:人民卫生出版社

第 **6** 章

公共卫生法规

学习目标

1. 叙述目前执行的《公共场所卫生管理条例》、《化妆品卫生监督条例》、《学校卫生工作条例》是什么时间发布的,由什么部门批准的

2. 说出《公共场所卫生管理条例》、《化妆品卫生监督条例》、《学校卫生工作条例》的主要内容

3. 简述违反《公共场所卫生管理条例》、《化妆品卫生监督条例》、《学校卫生工作条例》的法律责任

第1节　卫生管理条例

　　卫生管理条例是卫生法规的重要组成部分,是根据《中华人民共和国宪法》的规定及我国社会主义的建设方针、政策和任务,为保障人民的健康,发展卫生事业而制定的有关条例。具体地说,它包括了由全国人民代表大会及其常务委员会发布的各种卫生法律,也包括由被授权的其他国家机关制定和颁布的法律规范性文件,如国务院颁布的《公共场所卫生管理条例》、《化妆品卫生监督条例》、《学校卫生工作条例》等,都具有国家强制性和普遍约束力,全国都必须遵守。

一、公共场所卫生管理条例

1987 年 4 月 1 日,国务院发布了《公共场所卫生管理条例》,提出了公共场所的卫生质量要求及公共场所卫生管理和卫生监督的规定,同时,卫生部于 1987 年还制定了《公共场所监督监测要点》,1991 年修订了《公共场所卫生管理条例实施细则》。目的是为创造良好的公共场所卫生条件,保障人体健康。

(一) 公共场所的概念

公共场所是供公众从事社会生活的各种场所,即供公众进行工作、学习、社交、休息、娱乐、体育锻炼、购物、餐饮、旅游和居住等部分生活需求所使用的一切公用建筑物、场所及其设施。

(二) 公共场所的分类

链接

公共卫生一定要公共管

公共场所卫生该如何监管呢? 卫生监督部门已经凸现人手不足的困境。管理公共卫生绝对不能只依靠卫生管理部门,而是应该由公众共同管理。

对于上海的几十家大型浴场,上海市卫生监督所已经探索了一条道路,就是联合行业协会来管理,将公共卫生纳入行业自律的范畴。这一做法起到了相当有效的作用。可是,并非所有的行业协会都如此支持卫生部门的行为。一些行业协会在接到卫生部门的要求后,置若罔闻的并不少见。

公众的卫生习惯仍然有待改进,对于违反卫生规定的单位和个体处罚力度也有待加强。公共场所的卫生后果并不是非常明显和直接的,而是在不知不觉中影响着人们的生活质量。因此对于公共卫生,需要开展全民教育,督促全民参与,将自律和他律紧密结合起来。

根据《公共场所卫生管理条例》,公共场所主要包括七类 28 种。

1. 宾馆、饭馆、旅店、招待所、车马店、咖啡馆、酒吧、茶座。
2. 公共浴室、理发店、美容店。
3. 影剧院、录像厅(室)、游艺厅(室)、舞厅、音乐厅。
4. 体育场(馆)、游泳场(馆)、公园。
5. 展览馆、博物馆、美术馆、图书馆。
6. 商场(店)、书店。
7. 候诊室、候车(机、船)室、公共交通工具。

此外,邮电局、照相馆、银行营业厅、集贸市场等尚未纳入法定监督管理范围,有待今后从立法上修改完善。

(三) 公共场所的卫生质量要求

1.《公共场所卫生管理条例》规定各类公共场所的下列项目应符合国家卫生标准和要求

(1) 空气、微小气候(湿度、温度、风速)。
(2) 水质。
(3) 采光、照明。
(4) 噪音。
(5) 顾客用具和卫生设施。

对于不同公共场所,上述项目的具体规定各不相同,卫生部对此分别制定了相应的标准。

2. 目前使用的公共场所卫生标准

(1)《理发店、美容店卫生标准(GB9664-88)》。

(2)《理发店、美容店卫生标准(GB9666-88)》。

(3)《旅店业卫生标准(GB9663-88)》。

(4)《公共浴室卫生标准(GB9665-88)》。

(5)《游泳场所卫生标准(GB9667-88)》。

(6)《体育场馆卫生标准(GB9668-88)》。

(7)《公共交通等候室卫生标准(GB9673-88)》。

(8)《图书馆、博物馆、美术馆卫生标准(GB9669-88)》。

(9)《医院候诊室卫生标准(GB9671-88)》。

(四)公共场所的卫生管理

公共场所的卫生管理是指公共场所的主管部门及经营单位对管辖范围内的公共场所进行的卫生管理工作。

1. 配备卫生管理人员和建立卫生管理制度 主管部门应配备专职或兼职的卫生管理人员,建立岗位责任制度,对所属经营单位包括个体经营者的卫生状况进行经常性检查,并提供必要的条件。

2. 组织从业人员进行卫生知识的培训和考核工作 公共场所从业人员必须掌握并执行好国家和地方有关的各项卫生标准、条例和细则,并组织从业人员进行学习和督促其自学和执行。

3. 从业人员持证上岗 公共场所直接为顾客服务的人员,持有健康合格证方能从事本职工作。

4. 办理卫生许可证 公共场所实行卫生许可证制度,经营单位在经营前须到所在地卫生行政部门申请卫生许可证,方可向工商行政管理部门申请登记,办理经营执照。

5. 事故报告 公共场所因不符合卫生标准和要求造成危害健康事故的,经营单位应采取措施、妥善处理,并及时报告卫生监督机构。

(五)公共场所的卫生监督

公共场所的卫生监督是各级卫生监督机构负责管辖范围内的公共场所的卫生监督工作。

1. 公共场所卫生监督机构的主要职责

(1)对公共场所进行卫生监测和卫生技术指导。

(2)监督从业人员的健康检查,指导有关部门对从业人员进行卫生知识的教育和培训。

(3)对新建、扩建、改建的公共场所的选址和设计进行卫生审查,并参加竣工验收。

（4）对违反《公共场所卫生管理条例》的单位和个人进行行政处罚。

2. 公共场所卫生监督员的权利和义务　卫生监督员由同级人民政府发给证书,其有权对公共场所进行现场检查,索取有关资料,经营单位不得拒绝或隐瞒。但同时也规定公共场所卫生监督员在执行任务时,应佩戴证章、出示证件;必须尽职尽责,依法办事;索取检查的技术资料并有保密的责任。

（六）违反《公共场所卫生管理条例》的法律责任

1. 行政责任

（1）行政处罚:凡有下列行为之一的单位或个人,卫生监督机构根据情节轻重,给予警告、罚款、停业整顿、吊销"卫生许可证"的行政处罚。

1）卫生质量不符合国家卫生标准和要求,而继续营业的。

2）未获得"健康合格证",而从事直接为顾客服务的。

3）拒绝卫生监督的。

4）未取得"卫生许可证",擅自营业的。

（2）行政处分:公共场所卫生监督机构和卫生监督员必须尽职尽责,依法办事。对玩忽职守,滥用职权,收取贿赂的,由上级主管部门给予直接责任人员行政处分。构成犯罪的,由司法机关依法追究直接责任人员的刑事责任。

2. 民事责任　凡违反规定造成严重危害公民健康的事故或中毒事故的单位或者个人,应当对受害人赔偿损失。

3. 刑事责任　违反该条例,致人残疾或者死亡,构成犯罪的,由司法机关依法追究直接责任人员的刑事责任。

二、化妆品卫生监督条例

1989 年 11 月 13 日,经国务院批准,卫生部发布了《化妆品卫生监督条例》。这是我国第一部化妆品卫生监督管理的国家法规。卫生部又于 1991 年 2 月发布了《化妆品卫生监督条例实施细则》,1996 年 1 月 31日发布了《化妆品生产企业卫生规范》,国家工商管理局于 1993 年 7 月发布了《化妆品广告管理办法》。这些法律和法规等适用于一切在中华人民共和国领域内从事化妆品生产和经营的单位和个人,包括外商投资企业的生产者和经营者,从而使我国化妆品的生产和经营走上了法制化的轨道。下面主要讨论《化妆品卫生监督条例》。

链接

加强化妆品卫生监督

卫生部 2003 年组织对市场上化妆品进行了抽检,项目为标签、标识、说明书和卫生质量,结果通报:对所抽检彩妆类普通化妆品的 70 种进行了卫生质量检测,指标为微生物指标和铅、汞、砷等卫生化学指标,合格 70 种,合格率为 100%。存在的问题主要有:有效期标识不合格,如未标注生产日期或批号;卫生许可批准文号标识不合格,如无卫生许可批准文号、冒用其他产品批准文号、品名与批件不符、卫生许可批准文号标注不规范等。

要求进一步加大对化妆品标签、标识、说明书的管理和规范,将进口化妆品作为监督的重点。加强对化妆品经营单位的管理,加强对化妆品经营单位从业人员的化妆品卫生和法规知识的培训,增强经营单位的索证意识和识别不合格产品的能力,避免非法产品流入市场。同时,继续加强对化妆品生产企业的监管。化妆品的生产要严格遵守《化妆品生产企业卫生规范》,从源头保证化妆品的卫生质量。

（一）化妆品及其卫生监督管理制度

1. 化妆品　是指以涂擦、喷洒或者其他类似的方法，散布于人体表面任何部位（皮肤、毛发、指甲、口唇等），以达到清洁、消除不良气味、护肤、美容和修饰目的的日用化学工业产品。

2. 化妆品卫生管理制度　我国实行化妆品卫生监督制度。在对化妆品的整个管理体系中，国务院卫生行政部门主管全国化妆品的卫生监督工作，县以上地方各级人民政府的卫生行政部门主管本辖区内化妆品的卫生监督工作。

（二）化妆品生产的卫生监督

1. 实行卫生许可证制度　未取得《化妆品生产企业卫生许可证》的单位，不得从事化妆品生产。

2. 化妆品生产企业的卫生要求　生产企业的选址、厂房建筑应清洁，保证卫生条件；原料、加工、包装、储存等厂房或场所设置适当；生产设施、工艺规程应当符合卫生要求；生产企业必须具有能对所生产的化妆品进行微生物检验的仪器设备和检验人员。

3. 原料、材料的要求　必须符合国家卫生标准。

4. 从业人员的卫生要求　必须每年进行健康体检，取得健康证后方可从事化妆品的生产活动，凡患者有手癣、指甲癣、手部湿疹、发生于手部的银屑病或者鳞屑、渗出性皮肤病以及患者有痢疾、伤寒、病毒性肝炎、活动性肺结核等传染病的人员，不得直接从事化妆品生产活动。

5. 产品的要求　生产企业在化妆品投放市场前，必须按照国家《化妆品卫生标准》对产品进行卫生质量检验，对质量合格的产品应当附有合格标记。未经检验或者不符合卫生标准的产品不得出厂。

6. 标签要求　化妆品标签上应当注明产品名称、厂名，并注明生产企业卫生许可证编号；小包装或者说明书上应当注明生产日期和有效使用期。特殊用途的化妆品，还应当注明批准文号。对可能引起不良反应的化妆品，说明书上应当注明使用方法、注意事项。化妆品标签、小包装或者说明书上不得注有适应证，不得宣传疗效，不得使用医疗术语。

（三）化妆品经营的卫生监督

1. 销售过程的卫生监督　化妆品经营单位和个人不得销售下列化妆品：
（1）未取得《化妆品生产企业卫生许可证》的企业所生产的化妆品。
（2）无质量合格标记的化妆品。
（3）标签、小包装或者说明书不符合本条例第十二条规定的化妆品。
（4）未取得批准文号的特殊用途化妆品。
（5）超过使用期限的化妆品。
2. 化妆品广告的管理　化妆品的广告宣传不得有下列内容：
（1）化妆品的名称、制法、效用或者性能有虚假夸大的。

（2）使用他人名义保证或以暗示方法使人误解其效用的。

（3）宣传医疗作用的。

3. 进口化妆品的卫生管理 分为首次进口的化妆品和一般进口化妆品：

（1）首次进口的化妆品，进口单位必须提供该化妆品的说明书、质量标准、检验方法等有关资料和样品以及出口国（地区）批准生产的证明文件，经国务院卫生行政部门批准，方可签订进口合同。

（2）进口的化妆品，必须经国家商检部门检验；检验合格的，方准进口。个人自用进口的少量化妆品，按照海关规定办理进口手续。

（四）化妆品卫生监督机构与职责

1. 各级卫生行政部门行使化妆品卫生监督职责，并指定化妆品卫生监督检验机构，负责本辖区内化妆品的监督检验工作。

2. 国务院卫生行政部门聘请科研、医疗、生产、卫生管理等有关专家组成化妆品安全性评审组，对进口化妆品、特殊用途的化妆品和化妆品新原料进行安全性评审，对化妆品引起的重大事故进行技术鉴定。

3. 各级卫生行政部门设化妆品卫生监督员，对化妆品实施卫生监督。化妆品卫生监督员，由省、自治区、直辖市卫生行政部门和国务院卫生行政部门，从符合条件的卫生专业人员中聘任，并发给其证章和证件。

4. 化妆品卫生监督员在实施化妆品卫生监督时，应当佩戴证章，出示证件。化妆品卫生监督员对生产企业提供的技术资料应当负责保密。

5. 化妆品卫生监督员有权按照国家规定向生产企业和经营单位抽检样品，索取与卫生监督有关的安全性资料，任何单位不得拒绝、隐瞒和提供假材料。

6. 各级卫生行政部门和化妆品卫生监督员及卫生监督检验机构不得以技术咨询、技术服务等方式参与生产、销售化妆品，不得监制化妆品。

7. 对因使用化妆品引起不良反应的病例，各医疗单位应当向当地卫生行政部门报告。

（五）违反化妆品卫生监督法规的法律责任

1. 行政责任

（1）未取得《化妆品生产企业卫生许可证》的企业擅自生产化妆品的，责令该企业停产，没收产品及违法所得，并且可以处违法所得三到五倍的罚款。

（2）生产未取得批准文号的特殊用途的化妆品，或者使用化妆品禁用原料和未经批准的化妆品新原料的，没收产品及违法所得，处违法所得三到五倍的罚款，并且可以责令该企业停产或者吊销《化妆品生产企业卫生许可证》。

（3）进口或者销售未经批准或者检验的进口化妆品的，没收产品及违法所得，并且可以处违法所得三到五倍的罚款。对已取得批准文号的生产特殊用途化妆品的企业，违反本条例规定，情节严重的，可以撤销产品的批准文号。

（4）生产或者销售不符合国家《化妆品卫生标准》的化妆品的，没收产品及违法所得，并且可以处违法所得三到五倍的罚款。

(5) 对违反本条例其他有关规定的,处以警告,责令限期改进;情节严重的,对生产企业可以责令其停止经营,没收违法所得,并且可以处违法所得二到三倍的罚款。

(6) 本条例规定的行政处罚,由县级以上卫生行政部门决定。违反本条例第十四条有关广告管理的行政处罚,由工商行政管理部门决定。罚款及没收违法所得全部上交国库。没收的产品,由卫生行政部门监督处理。

(7) 当事人对卫生行政部门的行政处罚决定不服的,可以在收到通知书次日起15日内向上一级卫生行政部门申请复议。上一级卫生行政部门应当在30日内给予答复。当事人对上一级卫生行政部门复议决定不服的,可以在收到复议通知书次日起15日内向人民法院起诉。但对卫生行政部门所做出的没收产品及责令停产的处罚决定必须立即执行。当事人对处罚决定不执行,逾期又不起诉的,卫生行政部门可以申请人民法院强制执行。

2. 民事责任　对违反本条例造成人体损伤或者发生中毒事故的,有直接责任的生产企业和经营单位或者个人应负损害赔偿责任。

3. 刑事责任

(1) 凡化妆品生产企业、经营单位,违反化妆品卫生监督法规的有关规定,对造成严重后果,构成犯罪的,由司法机关依法追究刑事责任。

(2) 化妆品卫生监督员滥用职权,营私舞弊以及泄露企业提供的技术资料的,由卫生行政部门给予行政处分,造成严重后果,构成犯罪的,由司法机关依法追究刑事责任。

三、学校卫生工作条例

学校,指普通中小学、农业中学、职业中学、中等专业学校、技工学校及普通高等学校。为加强学校卫生工作,提高学生健康水平,1990年4月25日国务院批准,1990年6月4日国家教育委员会发布《学校卫生工作条例》(以下简称《条例》)。

(一) 学校卫生工作的主要任务

1. 监测学生健康状况。
2. 对学生进行健康教育,培养学生良好的卫生习惯。
3. 改善学校卫生环境和教学卫生条件。
4. 加强对传染病、学生常见病的预防和治疗。

(二) 学校卫生工作要求

1. 应建立健全合理作息制度　学校应当合理安排学生的学习时间。学生每日学习时间(包括自习),小学不超过六小时,中学不超过八小时,大学不超过十小时。学校或者教师不得以任何理由和方式,增加授课时间和作业量,加重学生的学习负担。

2. 对学校建筑和设备的卫生规定　学校教学建筑、环境噪声、室内微小气候、采光、照明等环境质量以及黑板、课桌椅的设置应当符合国家有关标准。新建、改建、扩建校舍,其选址、设计应当符合国家的卫生标准,并取得当地卫生行政部门的许可。竣工验收应当有当地卫生行政部门参加。

3. 对学校厕所、洗手、饮水的卫生要求　学校应当按照有关规定为学生设置厕所和洗手设施。寄宿制学校应当为学生提供相应的洗漱、洗澡等卫生设施。学校应当为学生提供充足的符合卫生标准的饮用水。

4. 对学校应建立健全卫生管理制度的规定　学校应当建立卫生制度,加强对学生个人卫生、环境卫生以及教室、宿舍卫生的管理。

5. 对学生营养与饮食卫生的规定　学校应当认真贯彻执行食品卫生法律、法规,加强饮食卫生管理,办好学生膳食,加强营养指导。

6. 对体育锻炼的规定　体育场地和器材应当符合卫生和安全要求。运动项目和运动强度应当适合学生的生理承受能力和体质健康状况,防止发生伤害事故。学校在安排体育课以及劳动等体力活动时,应当注意女学生的生理特点,给予必要的照顾。

7. 对参加生产劳动的规定　学校应当根据学生的年龄,组织学生参加适当的劳动,并对参加劳动的学生,进行安全教育,提供必要的安全和卫生防护措施。普通中小学校组织学生参加劳动,不得让学生接触有毒有害物质或从事不安全工种的作业,不得让学生参加夜班劳动。普通高等学校、中等专业学校、技工学校、农业学校、职业中学组织学生参加生产劳动,接触有毒有害物质的,按照国家有关规定,提供保健待遇。学校应当定期对他们进行体格检查,加强卫生防护。

8. 对学校健康教育的规定　学校应当把健康教育纳入教学计划。普通中小学必须开设健康教育课,普通高等学校、中等专业学校、技工学校、农业中学、职业中学应当开设健康教育选修课或者讲座。学校应当开展学生健康咨询活动。

9. 对学生卫生保健的规定　学校应当建立学生健康管理制度。根据条件定期对学生进行体格检查,建立学生体质健康卡片,纳入学生档案。学校对体格检查中发现学生有器质性疾病的,应当配合学生家长做好转诊治疗。学校对残疾、体弱学生,应当加强医学照顾和心理卫生工作。学校应当配备可以处理一般伤病事故的医疗用品。学校应当积极做好近视眼、弱视、沙眼、龋齿、寄生虫、营养不良、贫血、脊柱弯曲、神经衰弱等学生常见疾病的群体预防和矫治工作。学校应当认真贯彻执行传染病防制法律、法规,做好急、慢性传染病的预防和控制管理工作,同时做好地方病的预防和控制管理工作。

(三) 学校卫生工作的管理

1. 各级教育行政部门应当把学校卫生工作纳入学校工作计划,作为考评学校工作的一项内容。

2. 普通高等学校、中等专业学校、技工学校和规模较大的农业中学、职业中学、普通中小学,可以设立卫生管理机构,管理学校的卫生工作。

3. 普通高等学校设校医院或者卫生科。校医院应当设保健科(室),负责师生的卫生保健工作。

4. 城市普通中小学、农村中心小学和普通中学设卫生室，按学生人数 600:1 的比例配备专职卫生技术人员。中等专业学校、技工学校、农业学校、职业中学，可以根据需要，配备专职卫生技术人员。学生人数不足六百人的学校，可以配备专职或者兼职保健教师，开展学生卫生工作。

（四）学校卫生工作的监督

县以上卫生行政部门对学校卫生工作行使监督职权，其职责是：

1. 对新建、改建、扩建校舍的选址、设计实行卫生监督。

2. 对学校内影响学生健康的学习、生活、劳动、环境、食品等方面的卫生和传染病防制工作实行卫生监督。

3. 对学生使用的文具、娱乐器具、保健用品实行卫生监督。

国务院卫生行政部门可以委托国务院其他有关部门的卫生主管机构，在本系统内对前款所列第 1、2 项职责行使学校卫生监督职权。

（五）奖励与处罚

1. 奖励　对在学校卫生工作中成绩显著的单位或者个人，各级教育、卫生行政部门和学校应当给予表彰、奖励。

2. 凡违反《条例》规定者由卫生行政部门给予行政处罚：

（1）未经卫生行政部门许可新建、改建、扩建校舍的，由卫生行政部门对直接责任单位或者个人给予警告、责令停止施工或者限期改建。

（2）凡有下列行为之一的，由卫生行政部门对直接责任单位或者个人给予警告并责令限期改进。情节严重的，可以同时建议教育行政部门给予行政处分。

1）学校教学建筑、环境噪声、室内微小气候、采光、照明等环境质量以及黑板、课桌椅的设置不符合国家有关标准的。

2）学校未按有关规定为学生设置厕所和洗手设施的。

3）寄宿制学校没有为学生提供相应的洗漱、洗澡等卫生设施的。

4）学校体育场地和器材不符合卫生和安全要求或者运动项目和运动强度不适合学生的生理承受能力和体质健康状况，发生伤害事故的。

（3）不根据学生的年龄，就组织参加劳动，或对参加劳动的学生不进行安全教育、不提供必要的安全和卫生防护措施，致使学生健康受到损害的，对直接责任单位或者个人给予警告，责令限期改进。

（4）有关单位供学生使用的文具、娱乐器具、保健用品，不符合国家有关卫生标准的，由卫生行政部门对直接责任单位或者个人给予警告。情节严重的，可以会同工商行政部门没收其不符合国家有关卫生标准的物品，并处以非法所得两倍以下的罚款。

（5）拒绝或者妨碍学校卫生监督员依照本条例实施卫生监督的，由卫生行政部门对直接责任单位或者个人给予警告。情节严重的，可以建议教育行政部门给予行政处分或者处以二百元以下的罚款。

小 结

公共场所是人群聚集的生活环境,其卫生状况的好坏,直接影响着人体的健康,同时也是反映一个地区、一个国家文明程度的标志,为了创造良好的公共卫生条件,预防疾病,保障人体健康,发布实施《公共场所卫生管理条例》,要求所有公共场所都应做到基本的卫生要求。化妆品与药品不同,并非是以使人体生理功能的改变或改善为目的,虽然美丽可以给人们带来精神的、社会生活的满足状态,同样应属于健康的一部分,但对于化妆品的使用人们更关心的是如何防止化妆品给人体可能带来的损害,通过发布实施《化妆品卫生监督条例》,从而使我国化妆品的生产和经营走上了法制化的轨道,真正向广大消费者提供符合卫生要求的化妆品,保证化妆品的卫生质量和使用安全。我国目前大、中、小学在校学生有2亿多,他们正处在生长发育阶段,由国家教委和卫生部共同颁布的《学校卫生工作条例》,做到了保护儿童青少年身心健康,关系到一代人的健康成长,关系到国家的繁荣富强和民族的兴旺发达。这些《条例》是进行相应卫生管理和卫生监督的主要法律依据,并在今后实施中还将不断得到补充和完善。

目标检测

一、名词解释

1. 卫生管理条例　　2. 公共场所　　3. 化妆品　　4. 学校

二、填空题

1. ＿＿＿＿年＿＿＿＿月＿＿＿＿日,国务院发布了《公共场所卫生管理条例》,该条例规定各类公共场所的下列项目应符合国家卫生标准和要求:＿＿＿＿;＿＿＿＿;＿＿＿＿;＿＿＿＿;＿＿＿＿。

2. 公共场所的卫生管理是指＿＿＿＿及＿＿＿＿对＿＿＿＿的公共场所进行的卫生管理工作。公共场所卫生监督是＿＿＿＿负责管辖范围内的公共场所卫生监督工作,其主要职责有＿＿＿＿、＿＿＿＿、＿＿＿＿、＿＿＿＿。

3. ＿＿＿＿年＿＿＿＿月＿＿＿＿日,经国务院批准,卫生部发布了《化妆品卫生监督条例》。化妆品生产的卫生监督主要从＿＿＿＿、＿＿＿＿、＿＿＿＿、＿＿＿＿、＿＿＿＿、＿＿＿＿六个方面的相关要求开展工作;化妆品经营的卫生监督主要从＿＿＿＿、＿＿＿＿、＿＿＿＿三个方面的相关要求开展工作。

4. 学校卫生工作的主要任务是＿＿＿＿、＿＿＿＿、＿＿＿＿、＿＿＿＿;学校卫生工作的管理主要从＿＿＿＿、＿＿＿＿、＿＿＿＿、＿＿＿＿四个方面开展工作;学校卫生工作的监督是＿＿＿＿部门对学校卫生工作行使监督职权，其职责是_____、_____、_____。

三、简答题

1. 如何开展公共场所卫生管理？
2. 违反《公共场所卫生管理条例》的法律责任是什么？
3. 化妆品卫生监督机构的职责有哪些？
4. 违反《化妆品卫生监督条例》的法律责任是什么？
5. 学校卫生工作的要求有哪些？
6. 在执行《学校卫生工作条例》中奖励与处罚有什么规定？

（梁龙彦）

参考文献

宋文质,孙东东. 2002. 卫生法学. 北京:北京医科大学出版社
陈学敏. 2001. 环境卫生学. 北京:人民卫生出版社
樊立华. 2001. 卫生法学概论. 北京:人民卫生出版社
叶广俊. 2001. 儿童少年卫生学. 北京:人民卫生出版社

第2节 卫生标准

学习目标

1. 说出标准、卫生标准、环境卫生标准、食品卫生标准、劳动卫生标准、学校卫生标准的概念
2. 列出环境卫生标准、食品卫生标准、劳动卫生标准、学校卫生标准的已经公布使用的主要卫生标准
3. 叙述本节介绍的四个系列的卫生标准在预防性卫生监督、经常性卫生监督方面的使用意义
4. 能够灵活正确运用卫生标准指导实践工作

由于卫生法具有技术控制和法律控制的双重性质,因此,卫生标准、卫生技术规范和操作规程就构成了卫生法律体系中一个重要的组成部分。这些卫生标准分为国家和地方两级,前者由卫生部制定颁布,后者由地方政府卫生行政部门制定颁布。这些卫生标准的法律效力虽然不及法律、法规,但在具体实施

中,它们的地位又是相当重要的。因为卫生法律、法规只对社会卫生管理中的一些问题做了原则规定,而对某种行为的具体控制则需要依靠标准、规范和规程。所以,从一定意义上说,只要卫生法律、法规对某种行为做了规范,那么卫生标准、规范和规程对这种行为的控制就有了极高的法律效力。

标准是对重复性事物和概念所做的统一规定。它是以科学、技术和实践经验的综合成果为基础,经有关方面协商一致,由主管机构批准,以特定形式发布,作为共同遵守的准则和依据。

卫生标准是国家的一项技术法律,为卫生立法的组成部分,是进行预防性和经常性卫生监督和管理的重要依据。卫生标准是根据有关法律、法规和科研成果制订的,并由国家政府部门颁布执行的卫生技术法规。卫生标准的概念是,要求人们在日常生活和生产中接触环境危害因素的程度被限制在最低限度内,使其对接触者及其子代的健康不产生不良作用;但不是绝对消除危害,达到所谓"零危险度"水平。

我国现行的卫生标准种类很多,本节主要介绍环境卫生标准、食品卫生标准、劳动卫生标准及学校卫生标准。

一、环境卫生标准

(一)概述

环境卫生标准是将人们在日常生活和生产中接触危害因素的程度限制在最低限度内,使其对接触者及其子代的健康不产生危害作用。它是为了改善人类生活环境和生产环境,保障居民健康而制定的,利用毒理学研究资料成为制定有害物质在环境中最高容许浓度的主要参考依据,以最大无作用剂量作为外推到人体暴露安全剂量的基础,根据受试毒物作用性质和特点,选择适宜的外推方法外推到人,再换算为不同环境介质中的浓度,作为有害物质浓度的基准值,为制定该物质的环境卫生学标准提供依据。

链接

严厉整治农村环境卫生

对于畜禽养殖业污染问题、村民饮用水被污染的情况及其他畜禽养殖专业村的相关情况,应研究提出解决方法。禽畜规模养殖业发展迅速,畜禽养殖业的发展增加了农民的收入,同时也给环境和人们的生活带来了严重危害。把畜禽圈舍建在村民居住区内,畜禽粪便若处理不当,可对当地地表水源造成污染,给村民的日常生活造成严重影响。

农村发展畜禽业是好事,但对于现实已存在的污染源,要教育引导养殖户清洁生产。对于鸡场污染水源造成村民无法用水的问题,应本着人民的生存权益高于经济利益,经济利益要为人民的权益让路的原则进行解决。

(二)环境空气质量标准(GB3095-96)

该标准是由国务院环境保护领导小组办公室提出,于 1996 年发布的。该标准对 10 个污染物定了限值,且每个污染物的标准均分为三级。

一级标准:为保护自然生态和人群健康,在长期接触情况下,不发生任何危害影响的空气质量要求。国家规定的自然保护区、风景游览区、名胜古迹和疗养地等地区应执行一级标准。

二级标准:为保护人群健康和城市、乡村的动、植物,在长期和短期接触情况下,不发生伤害的空气质量要求。居民区、商业交通居民混合区、文化区、名胜古迹和广大农村等地区应执行二级标准。

三级标准:为保护人群不发生急、慢性中毒和城市一般动、植物(敏感者除外)正常生长的空气质量要求。适用于大气污染程度比较重的城镇和工业区以及城市交通枢纽、干线等地区。

(三)工业企业设计卫生标准(TJ36-79)中的"居住区大气中有害物质的最高容许浓度"

此标准由卫生部等组织修订后于1979年颁布,对大气中34种有害物质制定了限值,为以后制定我国《大气环境质量标准》中的二级标准打下基础。

(四)大气污染物综合排放标准(GB16297-1996)

大气污染综合排放标准经国家环保局批准1997年1月1日起实施。同时以前的一些标准(如GBJ4-73工业"三废"排放试行标准等)中废气部分在新标准实施之日起即行废除。

大气污染物综合排放标准规定了33种大气污染物的排放限值,还规定了标准执行中的各种要求。该标准的实施将对现有的污染源大气污染物排放管理,建设项目的环境影响评价、设计、环保设施竣工验收、投产后的大气污染物排放管理,防止大气污染起到重要作用,也是贯彻执行环境空气质量标准的重要手段之一。

(五)地面水水质卫生标准

地面水水质卫生标准是对地面水(江河、湖泊、水库等淡水水域)水质提出的卫生要求和水中有害物质的限量规定。现行的地面水水质卫生标准,见于1979年卫生部颁布的《工业企业设计卫生标准(TJ36-79)》。地面水水质卫生标准对悬浮物质、色、臭、味、漂浮物质、pH值、5日生化需氧量、溶解氧、病原体等提出了卫生要求,并对53种有害物质规定了最高容许浓度。

(六)我国生活饮用水水质标准

我国《生活饮用水卫生标准》(GB5749-85)共规定35项水质标准。1994年对其进行了修订(有待正式颁布),增订了粪大肠菌群和铝二项指标;修订了大肠菌群的一项指标;将氯仿,四氯化碳、苯并(a)芘、滴滴涕和六六六等五项试用标准改为正式标准。其他项目的限值未变。

将所有项目分为四组,即感官性状和一般化学指标、毒理学指标、细菌学指标以及放射性指标。其中感官性状和一般化学指标主要是为了保证水的感官性状良好,毒理学和放射性指标是为了保证水质对人体健康不产生毒性和潜在危害。细菌学指标是为了保证水质在流行病学上安全而制定的。

（七）其他环境卫生标准

1. 地表水环境质量标准（GHZB1-1999）。
2. 污水综合排放标准（摘录）（GB8978-1996）。
3. 居住区生活用水量标准。
4. 农村生活用水量标准（GB11730-89）。
5. 饮用水源水中有害物质的最高容许浓度。
6. 生活饮用水卫生标准（待批稿）。
7. 农村实施《生活饮用水卫生标准》准则。
8. 土壤环境质量标准（GB15618-1995）。
9. 城市区域环境噪声标准（GB3096-93）。
10. 室内空气中细菌总数卫生标准（GB/T17093-1997）。
11. 室内空气中二氧化碳卫生标准（GB/T17094-1997）。
12. 室内空气中可吸入颗粒物卫生标准（GB/T17095-1997）。
13. 室内空气中氮氧化物卫生标准（GB/T17096-1997）。
14. 室内空气中二氧化硫卫生标准（GB/T17097-1997）。

二、食品卫生标准

链接

散装小食品卫生堪忧

　　越来越多的散装小食品的卫生不尽如人意。目前,市场上出售的散装小食品主要有蜜饯、糖果和肉干三大类。据有关部门检测,部分散装小食品达不到食品卫生标准,主要是二氧化硫残留、苹果酸、糖精钠以及色素、大肠杆菌等超标。如果长期食用,将会直接威胁消费者的身体健康。

　　提醒消费者在购买时应在三个方面多加留意:一是购买小食品时,要尽量选购密封包装而非散装的食品,对于鲜红、金黄等色泽过艳的蜜饯,应谨慎购买。二是认清绿色食品,凡产品上标有"绿色食品"商标标识的生产经营者,必须经农业部严格审批、依法授权。三是购买时,要仔细选择,看是否发霉、变质,有无生产日期、厂名、厂址,如果是"三无"食品,绝对不要购买。

　　食品卫生标准是判定食品是否符合卫生要求的重要技术依据,对食品进行法制化食品卫生监督管理,在保证人类的健康中具有极为重要的作用。

（一）食品卫生标准的概念

　　食品卫生标准是对食品中与人类健康相关的质量要素及其评价方法所做出的规定。这些规定是通过技术研究而形成的特殊形式的文件,经与食品有关的部门进行协商和严格的技术审查后,由国务院卫生行政部门或省级人民政府批准,以特定的形式发布,作为共同遵守的准则和依据。食品中影响人类健康的质量要素包括安全、营养与保健等三个方面。所以,我国的食品卫生标准也主要围绕这三个方面制定相应的技术要求和试验方法。

(二) 食品卫生标准的性质

1. 科学技术性 这是标准的本质,因为标准是科学技术的产物。

2. 政策法规性 食品卫生标准是卫生管理政策的技术规范。

3. 强制性 根据《标准化法》的规定,凡是涉及人体健康与安全的标准,应是强制性的标准。食品卫生标准涉及人体的健康,《食品卫生法》规定,凡生产经营不符合食品卫生标准的食品应给予相应的行政处罚。所以,食品卫生标准必须强制执行,这是食品卫生标准与食品一般规格标准的重要区别。

4. 安全性 制定和实施食品卫生标准的目的是要保障人体健康,所以食品卫生标准是紧紧围绕食品的安全、营养和保健功能而制定的一系列的技术规定。

5. 社会性和经济性 食品卫生标准的社会性与经济性主要是指食品卫生标准的社会和经济效益。

(三) 我国使用的食品卫生标准

1. 食品原料与产品卫生标准 食品原料与产品卫生标准又依食品的分类分为 21 类食品卫生标准,如粮食及其制品、食用油脂、调味品等。

2. 食品添加剂使用的卫生标准。

3. 营养强化剂使用的卫生标准。

4. 食品容器与包装材料卫生标准。

5. 食品中农药最大残留限量卫生标准。

6. 食品中真菌与真菌毒素限量卫生标准。

7. 食品中环境污染物限量卫生标准。

8. 食品中激素(植物生长素)及抗生素的限量卫生标准。

9. 食品生产经营企业良好的卫生规范(GHP)、良好的生产规范(GMP)和危害分析关键控制点(HACCP)。

10. 食品标签标准。

11. 辐照食品卫生标准。

12. 食品卫生检验方法 包括食品卫生微生物检验方法、食品卫生理化检验方法、食品安全性毒理学评价程序与方法、食品中营养素检验方法、保健食品功能学评价程序和检验方法。

13. 其他 包括餐饮具洗涤卫生标准、洗涤剂和消毒剂卫生标准。

(四) 食品卫生标准的主要技术指标与健康意义

1. 安全指标 依危害特征和危险程度将其分为三类指标。

(1) 严重危害人体健康的指标:包括致病性微生物与毒素、有害有毒的化学物质、放射性污染物等,如致病菌、金黄色葡萄球菌、肠毒素、黄曲霉毒素、砷、铅、汞、多环芳烃类化合物等。

(2) 反映食品可能被污染以及污染程度的指标:包括菌落总数、大肠菌群等。一般说来,菌落总数的多少并不预示疾病发生的可能性与危害程度,但却反映了食品在生产过程的卫生状况。如菌落总数升高时,提示加工过程中可能存在有较重的微生物污染源、食品的热加工或其他消毒工艺不彻底、食品的冷却与贮藏过程不合理、食品生产加工过程缺乏卫生管理等问题。

(3) 间接反映食品卫生质量发生变化的指标:包括水分、含氮化合物、挥发性盐基氮、酸价等。这些指标不能被简单地看做是一般质量指标,因而忽视了它们对保证食品安全的重要意义。如水分是食品中微生物生长繁殖的有利条件,水分越高,食品中的细菌越易生长繁殖,食品也就越易腐败变质。所以,这类指标对控制食品的安全与卫生质量具有不可忽视的重要意义。

2. 营养素指标　主要有碳水化合物、脂肪、蛋白质、矿物质、微量元素、维生素等营养物质,另外也有用于评价食品营养质量的其他指标,如热能、氨基酸评分、蛋白质功效比值等。改革开放以后,我国居民的生活水平不断提高,消费者对食品营养质量的认识和需要也随之不断提高。所以,在我国的食品卫生标准体系中应加快制定食品的营养质量要求与技术指标。

3. 保健功能与功能因子指标　我国《食品卫生法》和卫生部颁布的《保健食品管理办法》都对保健食品做出了原则性的技术要求,但尚需针对保健食品的产品类别和特点进一步规定每类保健食品应符合的保健功能指标。

三、劳动卫生标准

(一) 概述

劳动卫生标准是以保护劳动者健康为目的的卫生标准,其主要内容是对劳动条件各种卫生要求所做的统一规定。劳动卫生标准是贯彻、实施劳动卫生法规的技术规范,是执行劳动卫生监督和管理的法定依据。

1979 年由卫生部、原国家基本建设委员会、原国家计划委员会、原国家经济委员会及原国家劳动总局批准、颁布,即现行的《工业企业设计卫生标准》(TJ36-79)。在这个标准中专设"车间卫生"一章,对 111 项有毒物质和 9 类生产性粉尘在车间空气中的最高容许浓度做了规定,对车间内作业地带和工作地点的空气温度也提出卫生要求。同年,卫生部、原第四机械工业部颁发了《微波辐射暂行卫生标准》,1980 年卫生部、原国家劳动总局批准公布了《工业企业噪声卫生标准(试行草案)》。

链接

我国职业病防制形势依然严峻

2004 年 4 月,在上海举行的 2004 通用电气环境健康安全论坛中传出讯息:众多中小企业未能达到《职业病防制法》规定的要求,重大职业病危害事故时有发生。

截至 2002 年,全国肺尘埃沉着病累积发病 58.1 万人,死亡 13.9 万人,现患病人数 44.2 万人,居世界之首。报国家卫生部的急性职业中毒 590 例,慢性职业中毒 1300 例。目前我国因职业病造成的经济损失每年超过百亿元人民币,占国民生产总值的 4%。民营企业、私营企业以及村个体工商户实施情况较差。业主、劳动者素质不高,职业病危害存在转移趋势,旧的危害尚未控制新的危害又不断产生,劳动者的流动和轮换等原因使得我国职业病防制工作任务重、难度大,重大职业病危害事故时有发生。

从全国卫生标准技术委员会成立以来研制和修订的劳动卫生标准包括：化学毒物标准78项；粉尘标准33项；物理因素有关标准六项；方法标准与检测规范119项；管理标准四项。

（二）工业企业设计卫生标准

《工业企业设计卫生标准》（TJ36-79）于1979年颁布执行。这个标准是根据1962年颁发的《工业企业设计卫生标准》修订而成。修订后的标准，贯彻了"预防为主"的卫生工作方针。从我国现有基础出发，并考虑到经济技术的发展，总结了建国以来的经验，对于加强劳动保护、保障人民身体健康，促进工农业生产建设的发展有着重要作用。卫生标准为工业企业设计的卫生审查规定了基本卫生尺度。

《工业企业设计卫生标准》共分四章八十条。内容包括总则、大气、水源和土壤的卫生防护，车间卫生和辅助用室。标准还明确规定了综合利用和治理"三废"的基本原则。标准规定了大气、地面水、车间空气中某些有害物质的最高容许浓度。标准规定基本建设的各主管部门必须会同工业企业所在省、市、自治区建委、卫生、劳动、环境保护等主管部门，合理选择厂址，认真审查设计，做好竣工验收，严格把关。

《工业企业设计卫生标准》要求各级卫生主管部门，必须发动群众，与有关部门密切协作，认真监督本标准的实行。

在执行《工业企业设计卫生标准》时，必须防止只满足容许浓度的规定，而忽略了有关条文的要求。

（三）车间空气中有害物质接触限值

车间空气中有害物质接触限值，是为保护作业人员健康而规定的车间空气中有害物质含量的限定值。有害物质的职业接触在不同国家（或机构、团体）所用名称不尽相同。

目前，我国车间空气中工业毒物卫生标准中规定的容许浓度有三种类型：最高容许浓度（MAC）；时间加权平均容许浓度（PEC-TWA）；短时间接触容许浓度（PEC-STEL）。最高容许浓度的含义如前所述。时间加权平均容许浓度是按8小时工作制的时间加权平均浓度规定的容许浓度。短时间接触容许浓度的含义与AGCIH的短时间接触阈限值相同。

（四）化学致癌物职业接触限值

在我国已颁布的劳动卫生标准中，尚未涉及致癌物接触限值。在我国的《职业病范围和职业病患者处理办法的规定》中，已将八种职业肿瘤列入职业病名单。随着劳动卫生监督工作的深入发展，致癌物卫生标准的研制必将纳入议事日程。虽然目前对致癌物有无阈值问题尚有争议，但从卫生法规上对致癌物加强管理，努力探求可供实际工作遵循的控制办法和接触限值，不失为一种可取的折中方案。这种卫生标准的内涵应更为广泛，除接触限值本身外，还应包括工程技术措施、个体防护、环境监测、健康监护、建档工作及其他卫生要求,以及该致癌物质是否属于禁止生产、禁止使用或限制使用等有关问题,在卫生标准中也应有所体现。

(五) 劳动卫生标准的应用

制定、颁布、实施劳动卫生标准,是改善作业环境,促进工人健康的重要保证。因此,"标准一经批准发布,就是技术法规,各级生产、建设、科研、设计管理部门和企业事业单位,都必须严格贯彻执行,任何单位不得擅自更改或降低标准。对因违反标准造成不良后果以至重大事故者,要根据情节轻重,分别予以批评、处分、经济制裁,直至追究法律责任"(《中华人民共和国标准化管理条例》,1979)。然而,要实现《管理条例》中的这一要求,尚需立法方面的依据和相应的保证。

四、学校卫生标准

(一) 概述

学校卫生标准是从保护儿童少年身心健康和保障教学任务的顺利完成出发,对学生学习环境、学习用具、教育过程、营养和学生健康检查等有关的因素(物理、化学和生物等)以法规形式表现的量值规定,以及为实现量值所规定的技术行为规范。

学校卫生标准体系是卫生标准体系的组成部分。学校卫生标准体系按工作对象、性质和使用范围的不同,可分为学校卫生专业基础标准和学校卫生分类标准(包括健康筛查、检测方法、行为规范和综合评价等)。学校卫生标准体系有七类内容:学校环境卫生标准、学校预防性卫生标准、学生卫生行为标准、学校教育卫生标准、学生用品卫生标准、学生身体发育及健康标准和儿童青少年发育异常及疾病筛选标准。

目前,我国学校卫生标准除包括教室环境、校园环境以及预防校外各种干扰源等研制标准课题外,还根据儿童、青少年生长发育和心理活动特点,在卫生标准课题研制的计划中,纳入了学生各种用品卫生标准、教育过程卫生标准、体检标准、学校午餐营养标准、健康教育和生长发育异常筛选标准等课题。这些都是根据保护广大儿童、青少年身心健康和正常发育的原则和需求而提出的。

(二) 常用的学校卫生标准

《中小学校教室采光和照明卫生标准》(GB7793-87)、《学校课桌椅卫生标准》(GB7792-87)、《铅笔涂漆层中含铅量卫生标准》(GB9771-88)等都是在大量调查研究和协调工作的基础上,经过反复论证之后而被确定下来的。

小　结

　　卫生标准是为了改善人类生活环境和生产环境,保护居民健康而制定的,是进行卫生监督工作的依据,它是进行规划设计,卫生监测,环境质量评价以及采取各种治理措施和评价措施效果的依据,总之,卫生标准是保护人民群众健康的依据,必须严格遵守执行,要发现问题,为全面合理建立健全卫生标准提供科学依据,不断发展和完善卫生标准。

目标检测

一、名词解释

1. 标准　　　2. 卫生标准　　　3. 环境卫生标准

4. 食品卫生标准　　　5. 劳动卫生标准

二、填空题

1. 环境卫生标准是利用_____研究资料成为制定有害物质在环境中_____的主要参考依据。

2. 环境空气质量标准分为_____级;大气污染物排放标准规定了_____种大气污染物的排放限值;地面水水质卫生标准对_____种有害物质规定了最高容许浓度;我国生活饮用水水质标准共规定了_____项水质标准,将所有项目分为四组为_____、_____、_____、_____。

3. 食品卫生标准的性质是_____、_____、_____、_____、_____;食品安全指标分为三类是_____、_____、_____。

4. 目前实行的劳动卫生标准包括_____78项;_____33项;_____六项;_____119项;_____四项。

5. 目前我国学校卫生标准,除包括_____、_____以及_____等外,还根据儿童、青少年生长发育和心理活动的特点,在卫生标准课题研制计划中纳入了_____、_____、_____、_____和_____标准等课题。

三、简答题

1. 简述常用的环境卫生标准的项目指标、主要特点、使用意义。

2. 我国使用的食品卫生标准有哪些?食品卫生标准的主要技术指标与健康意义是什么?

3. 简述常用的劳动卫生标准的主要特征。

4. 常用的学校卫生标准有哪些?

（梁龙彦）

参 考 文 献

陈学敏. 2001. 环境卫生学. 北京:人民卫生出版社

樊立华. 2001. 卫生法学概论. 北京:人民卫生出版社

李 德. 2002. 预防医学. 北京:人民卫生出版社

梁友信. 2001. 劳动卫生与职业病学. 北京:人民卫生出版社

吴 坤. 2003. 营养与食品卫生学. 北京:人民卫生出版社

叶广俊. 2001. 儿童少年卫生学. 北京:人民卫生出版社

左月燃,邵昌美. 2001. 预防医学. 北京:人民卫生出版社

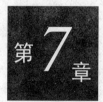

常见疾病的防制

学习目标

1. 说出传染病的流行过程及影响因素,熟记预防接种的注意事项
2. 简述传染病的传播途径及三级预防措施
3. 说出合理营养、平衡膳食、营养有关疾病及改善营养的政策和措施
4. 说出艾滋病、冠心病、脑卒中、恶性肿瘤和糖尿病的主要危险因素及三级预防措施
5. 列出医源性感染和药源性疾病的主要原因及其预防措施
6. 叙述性传播疾病的概念、流行的三个环节及预防措施
7. 叙述慢性病的主要危险因素及预防措施
8. 描述心身疾病的范围、特征、导致心身疾病的因素及防制措施

　　疾病预防是指防止疾病在人群中发生;疾病控制是指减少疾病在人群中发生。预防是指疾病未发生前所采取一些的措施,控制是指疾病在人群中发生后所采取的一些措施。每一种疾病的发生、发展都有其本身的规律,要预防疾病的发生,控制疾病的发展,就必须根据疾病的发生、发展规律,采取三级预防的策略和措施,即采取一级预防措施预防疾病的发生,采取二、三级预防措施控制

疾病的发展,才能做到有的放矢,获得预期的效果。

第1节　传染病的防制

传染病(communicable disease)是由各种特异性病原体(包括病毒、支原体、衣原体、立克次体、细菌等)引起的,能在人与人、动物与动物或人与动物之间相互传播的一组有传染性的、危害人群健康的严重疾病。

新中国成立后,我国消灭了古典型霍乱,20世纪60年代消灭了天花,鼠疫基本得到控制,脊髓灰质炎基本消灭,其他传染病显著下降。但某些传染性疾病,如病毒性肝炎、乙型肝炎、肺结核等,发病率仍然较高。一些已经基本控制的传染病,如血吸虫病、性病等,又死灰复燃;新的传染病不断发生,甚至还可能很严重,如疯牛病、非典型性肺炎(SARS)、艾滋病等。

一、传染病的流行过程及其影响因素

传染病在人群中发生、发展、传播和终止的全过程,称为传染病的流行过程。这一过程必须具备传染源、传播途径和易感人群三个相互连接的基本环节。

(一) 传染源

指体内有病原体生长繁殖并能排出体外的人和动物。患传染病的病人、病原携带者、受感染的动物等均为传染源。

1. 病人　病人由于其体内存在大量的病原体,因而是重要的传染源。

链接

艾　滋　病

艾滋病又称获得性免疫缺陷综合征(aquired immunodeficiency syndrom, AIDS),该病1981年在美国首先被发现,1983年分离出艾滋病毒(HIV),目前世界艾滋病病毒感染者已增加到约4600万人,其发病人数与日俱增,2004年有近300万人死于该病。

我国1985年发现首例输血性艾滋病病人,由于吸毒人群的增多、输液、输血不规范、不良的性行为等因素,感染者有呈快速上升之趋势,截至2003年底,据不完全统计,全国感染艾滋病毒者达八十余万人;专家预测到2010年,我国的艾滋病毒感染者有可能达到1000万人之多。

2. 病原携带者　指没有临床症状但携带并排出病原体的人。因其所带病原体不同可称为带菌(细菌)者、带毒(病毒)者、带虫(原虫或蠕虫)者。

3. 受感染的动物　人感染以动物作为传染源的疾病通称为动物性传染病,又称为人畜共患病。

(二) 传播途径

传播途径是指病原体由传染源排出后再侵入另一个易感机体,它是在外界环境中所经历的途径。常见的传播途径有空气传播、经水传播、经食物传播、接触传播、媒介节肢动物传播、经土壤传播、垂直传播及医源性传播。

**传染性非典型
肺炎（SARS）**

即急性严重呼吸综合征，是由一种变型的冠状病毒引起的，主要通过近距离空气飞沫和密切接触传播的一种急性、综合性呼吸道传染病。该病 2002 年 11 月首先在广东被发现，2003 年春季在我国广东、北京等省市呈现暴发流行。临床表现主要是不典型的肺炎症状。该病传染性极强，毒力大，病情严重，病情发展迅速，严重者因肺组织玻璃样纤维化病变，导致呼吸衰竭而死亡。卫生部 2003 年 4 月下发了《卫生部关于将传染性非典型性肺炎（SARS）列入法定管理传染病的通知》，决定将"非典型肺炎"列入《传染病防制法》规定的法定传染病进行管理。

（三）易感人群

对某一传染病缺乏免疫而容易受感染的人群，称之为易感人群，其中的个人称为易感者。人群作为一个整体对传染病容易受感染的程度称人群易感性。人群对某种传染病易感水平的高低，取决于易感者在人群中所占的比例及分布情况，也与人群的一般健康状况有关。

（四）影响传染病流行的因素

1. 自然因素的影响　包括气候环境和气候条件，同样也存在着传染源、传播途径及易感人群。有些地区的地理环境和气候条件适宜病原体的生长繁殖及媒介昆虫的生长和活动，那么，这些地区就容易发生传染病流行，流行强度可能就要大些。反之，就不一定流行，即使流行强度也要小些。

2. 社会因素的影响　包括政治经济制度、文化生活方式、风俗习惯、医疗条件等人类活动所形成的一切条件。社会因素通过对传染源、传播途径及易感人群而起作用。

二、传染病的防制措施

1. 一级预防　一级预防是在疫情未出现时对易感人群和可能存在的病原体的外环境、媒介昆虫、动物所采取的预防性措施。

（1）开展健康教育：健康教育是控制和预防传染病的一种重要的途径，是国内外公认的一种低投入高效益的方法。健康教育的核心是通过提倡有益的健康行为和生活方式来预防疾病。健康教育的工作应包括卫生宣传、学校卫生保健、卫生保健指导、健康咨询家庭探视和卫生监测等。

（2）改善卫生条件：消除外环境中可能存在的疾病传播因素或使其无害化，这是预防传染病的根本性措施。其主要内容包括改善饮用水的卫生条件，提供符合国家卫生标准的饮用水；认真贯彻食品卫生法，加强食品卫生监督；有计划地建设和改造公共卫生设施；对生活三废实施无害化处理；对公共场所开展经常性的消毒、杀虫、灭鼠工作，消除昆虫、动物等传播媒介，以杜绝传染病的危害。

（3）卫生检疫：卫生检疫分为国境卫生检疫、国内卫生检疫和疫区卫生检疫。国境卫生检疫是指国境卫生检疫机关依照有关法规，对进出国境人员、交通工具、货物、行李和邮件等实施的医学观察、卫生检查和必要的卫生处理，防止传染病由国外传入或由国内传出。国内卫生检疫是指对国内交通进行的卫生检疫。疫区卫生检疫是指当国内某地区有应检疫的传染病存在的时候,有关部门可宣布该地区为疫区,并限制疫区与非疫区的交往,对疫区进行检疫,以防传染病的传播。具体依照我国对外政策和《中华人民共和国国境检疫法》、《中华人民共和国检疫条件实施细则》所规定的各项办法实施卫生检疫。

(4) 预防接种:预防接种又称人工免疫,是将生物制品接种到人体内,使机体产生对某传染病的特异性免疫力,以提高人群免疫水平,预防传染病的发生与流行。预防接种最重要是保证接种者的安全有效。

2.二级预防　二级预防是指疫情发生后,采取的针对传染源、传播途径和易感人群三个环节的预防措施。

(1) 疫情管理:对所发生的每一例传染病病人及其疑似病人应按规定及时报告和登记,定期进行统计、分析、预测、预报和疫情交换。要重视疫情报告真实性,及时、准确和完整地掌握传染病疫情资料,如实报告疫情,不能隐瞒。报告病种和分类管理按 1989 年颁布的《中华人民共和国传染病防制法》规定的病种分为甲类、乙类和丙类三类,共 35 种;传染性非典型肺炎按规定的第 24 条第一款执行。

(2) 传染源的管理

1) 对病人的措施:关键在于增强群众识别传染病的能力。建立健全传染病报告网络。做到"五早",即早发现、早诊断、早报告、早隔离、早治疗。对确诊病人进行分级管理。

2) 疑似病人的管理:对疑似病人,应尽早明确诊断。甲类传染病和 SARS 的病人必须在指定场所进行医学隔离、观察和治疗,送检的病原学标本,当地卫生防疫机构应在两日内明确诊断;乙类传染病疑似病人,应在医疗保健机构指导下治疗或隔离治疗,医院不得拒绝安排病人治疗。

3) 对病原携带者的措施:许多传染病均有病原携带者,对发现的病原携带者应做好登记;对传染病恢复期病人应密切注意追踪接触者;对特殊职业(如从事餐饮业人群、托幼机构的人员)应定期进行健康体检,一旦发现病原携带者就要依法进行管理。艾滋病、病毒性肝炎和疟疾的病原携带者严禁献血。

4) 对接触者的管理:接触传染源者都应该接受检疫,检疫期限应从最后接触之日算起,相当于该病的最长潜伏期。对甲类传染病的接触者必须进行留验,应限制其活动范围,在指定的场所进行观察、检验和治疗。乙类传染病和丙类传染病的接触者一般可进行正常的工作和学习,但要接受体检等。对艾滋病、性病病人的性伴侣应按规定接受检查和采取防制措施。

5) 对动物的管理:有经济价值、对人类危害不大动物(如家畜)应予隔离治疗;无经济价值,危害较大的动物应予消灭,可采取捕杀、焚烧或深埋的方法。

(3) 对传播途径的措施:切断传播途径是许多传染病防制的主要措施,其内容包括预防性消毒和疫源性消毒、杀虫和一般卫生措施等。

(4) 对易感者的措施:当发生传染病时,被动免疫是保护易感者的有效措施,在某些传染病流行时,可以给药物预防。发生传染病时,做好个人防护,也可起到一定的预防作用。

3.三级预防　即对传染病病人进行正确、及时、有效的治疗,彻底治愈传染病人,其目的是尽早终止传染源,减弱或消除传染源的作用,防止传染病患者成为病原携带者。并注意极力减少疾病的不良反应,防止疾病恶化,防止复发转移;减少疾病所造成的损害和残疾,降低并发症;对伤残者应进行康复治疗。

三、预防接种和计划免疫

预防接种是用人工制备的抗原和抗体,通过适宜的途径接种于机体,使个体和群体产生对某种传染病的特异性的自动免疫和被动免疫称预防接种。

（1）预防接种种类

1）人工自动免疫:将病原微生物或其代谢产物制成的生物制品,接种于机体,使之自行产生特异性免疫。

2）人工被动免疫:以含抗体的血清或制剂接种人体,使人体获得免疫的一种方法。

（2）预防接种的途径和方法见表 7-1。

表 7-1　预防接种的途径和方法

途径和方法	部位	适用制剂
皮上划痕法	上臂外侧三角肌中部	卡介苗、炭疽活菌苗
皮内注射法	前臂掌侧下段	结核菌素、布鲁菌素、锡克试验
皮下注射法	上臂外侧三角肌	百白破混合制剂、伤寒菌苗、麻疹
流行性乙型脑炎疫苗		
肌内注射法	上臂外侧三角肌	被动免疫制品、狂犬病疫苗
口服法		脊髓灰质炎减毒疫苗、口服卡介苗
喷雾吸入法		流感疫苗

（3）预防接种的注意事项:必须确保预防接种安全和有效,要对预防接种人员进行上岗前培训,使之熟悉免疫计划、程序、制品使用要求、接种方法、禁忌证以及反应的观察和处理;了解其病史、用药史、过敏史;严格执行操作规程,实行一人一针一管的原则;凡过期、变色、凝块、异物、标签不明、裂缝的制品一律不用;各种生物制品的接种对象、剂量、次数、时间间隔、接种途径及保存条件等应严格按要求执行。

（4）预防接种的反应及处理:生物制品对机体是一种异物,接种后会刺激机体产生一系列反应。根据其性质可分:

1）一般反应:接种后 24 小时内可发生局部炎症反应。1～2 日后即可逐步恢复正常。

2）异常反应:①晕厥(晕针)。②过敏性休克。③过敏性皮疹。④急性精神反应。⑤局部化脓。异常反应的后果常常较为严重,如抢救不及时可导致死亡,因此要针对不同情况进行抢救处理并进行调查分析和上报。

（5）计划免疫：计划免疫是根据传染病疫情监测和人群免疫状况分析,按照科学的免疫程序,有计划地进行预防接种,以提高人体免疫水平,达到控制和消灭某种传染病的目的。

（6）免疫程序：我国的免疫程序见表 7-2。

表 7-2　我国现行儿童免疫程序表

疫苗名称	卡介苗	脊髓灰质炎活疫苗	百白破混合制剂	麻疹疫苗	乙型肝炎疫苗
新生儿	初种				第 1 次
1 月龄					第 2 次
2 月龄		第 1 次			
3 月龄		第 2 次	第 1 次		
4 月龄		第 3 次	第 2 次		
5 月龄			第 3 次		
6 月龄					第 3 次
7 月龄					
8 月龄				初种	
1.5 至 2 周岁			加强		
4 岁		复种			
7 岁	复种		白类加强	加强	加强
12 岁	复种(农村)				

四、消毒、杀虫、灭鼠

（一）消毒

消毒是指用物理、化学等方法消除或杀灭周围环境中的病原微生物及其他有害微生物。其目的是切断传染病的传播途径,预防和控制传染病的发生和流行。

　　1. 物理消毒法　有机械消毒、热力消毒、辐射消毒和超声波消毒。

　　2. 化学消毒法　用化学消毒剂来杀灭病原微生物的方法。常用化学消毒剂按其杀灭微生物的效能分为三类。

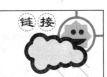

链接

病毒性肝炎与肝炎不是一个概念。病毒性肝炎是由多种肝炎病毒所致的以肝脏炎症为主的全身性传染病,具有传染性强、传播途径复杂、流行面广泛及发病率高等特点。而肝炎是泛指肝脏发炎,造成肝脏发炎的还有其他许多原因。总之,肝炎是一个总名称,包括许多病因不同的肝炎。但由于病毒性肝炎最常见,人们对它最熟悉,因而大家习惯地把病毒性肝炎简称为肝炎,这并不是十分恰当的。

　　（1）高效消毒剂：能杀灭包括细菌芽孢和真菌孢子在内的各种微生物,所以又称为灭菌剂,如臭氧、甲醛溶液、过氧乙酸、过氧化氢等。

　　（2）中效消毒剂：可杀灭除细菌芽孢以外的各种微生物,如酒精、甲酚溶液。

（3）低效消毒剂：只能杀灭一般细菌繁殖体、部分真菌和亲脂病毒，如苯扎溴铵、氯己定等。

（二）杀虫

杀虫是指杀灭传播疾病的媒介昆虫，是预防和控制传染病流行的重要措施。

1. 环境防制法　改造环境，清除害虫的孳生栖息场所，如排除积水，铲除杂草等；另外应做好垃圾、粪便管理，防止蝇类孳生。此方法为治本措施。

2. 物理杀虫法　包括机械性杀虫法和高温杀虫法，使虫体蛋白质凝固或脱水死亡。

3. 药物杀虫法　利用杀虫剂杀灭害虫，这是最常用的杀虫方法。

4. 生物杀虫法　利用害虫的天敌捕食害虫。

（三）灭鼠

鼠不仅盗吃粮食，咬坏物品，并且携带许多病原微生物，能直接或间接传播鼠疫、钩端螺旋体病、流行性出血热等许多传染病。

1. 机械性灭鼠　主要用鼠笼、鼠夹捕鼠或在水缸上装上活动木板，诱鼠上板盗食翻落水中淹死等方法。

2. 药物性灭鼠　药物灭鼠常用磷化锌、敌鼠钠盐制成毒饵。

3. 生物灭鼠法　利用鼠类的天敌，如猫、猫头鹰、蛇、鼬等灭鼠。

4. 生态学灭鼠法　即破坏其栖息条件，断绝鼠粮，深翻、平整土地，改造环境以减少鼠的繁殖，促其死亡绝迹。

（巫世瑜）

第 2 节　营养相关疾病的防制

合理的营养是自我保健的重要内容，是促进生长发育、维护健康、减少疾病、延长生命的基本物质保证。维护机体良好的营养状况，需要足够的食品、良好的自我保健能力及合理的营养原则，应科学安排膳食，以达到平衡膳食的要求。而机体一旦营养失调，就可引发多种疾病。

一、合理营养与平衡膳食

（一）合理营养

营养是指为促进人体生长发育、维护生命和健康而摄取和利用食物中营养素的综合过程。合理营养是指膳食中提供的热能和营养素种类齐全、数量充足、比例恰当,能被机体充分消化、吸收和利用,以满足机体的需要。

合理营养的基本要求:

1．新鲜无害的食物原料:食物应符合国家卫生标准,本身无毒无害,无致病微生物和毒物污染,无变质霉变现象。

2．合理的膳食搭配:①饮食中含有机体需要的一切营养素,能满足对人体生长发育、不同生理状况的需要。②食物应多样化,并能满足人体的基本数量要求。③根据不同的地区特点、季节变化、饮食习惯而进行恰当的变化和调整。

3．良好的膳食制度和进食环境:全日的食物应定质、定量、定时地分配供给。此外,进食环境要安静、整洁、气氛要轻松愉快。

4．科学的烹调加工:其目的在于:①使食物有利于消化吸收。②有利于消毒灭菌。③具有良好的感官性状,并能增进食欲。④尽量减少食物中营养素的损失。

(二) 平衡膳食

任何一种食物都不能在质与量上满足人类对营养的全部需求。为了达到合理营养的目的,必须将各种食物合理搭配组合。这种由多种食物构成的,能达到合理营养要求的膳食称为平衡膳食。

1．平衡膳食的要求

(1) 食物品种多样、数量充足:平衡膳食必须包括五大类,即粮豆类、动物性食物类、乳类、水果蔬菜类和烹调油类。

(2) 热能来源比例合理:首先热能食物来源构成要合理,一般粮谷类应占60%～70%,薯类占5%～10%,豆类占5%,动物类占20%～25%。其次,三大供能营养素的比例要合理,碳水化合物应占供能总量的60%～70%,蛋白质应占供能总量的10%～15%,脂肪的摄入量应占供能总量的20%～25%。

(3) 蛋白质来源组成合理:膳食中优质蛋白(即动物性蛋白和豆类蛋白)和各类蛋白以各占50%为宜,至少要分别占1/3和2/3。理想的膳食蛋白质应包含比例合理的八种必需氨基酸,全蛋和奶是最好的氨基酸平衡食品。

(4) 脂肪来源组成合理:膳食中植物性脂肪与动物性脂肪的摄入量比例应为6:4,以保证必需脂肪酸的需要量。饱和脂肪酸不应超过总热能的10%。

(5) 其他营养素的来源与摄入量合理:如膳食蛋白质中的氮、钙、磷应有适宜的比例,各种维生素间应保持平衡,以达到营养素的供给量标准为佳。钙、铁等无机盐除满足供给量外,还要注意其来源与吸收率。

2．平衡膳食的配制 利用营养学知识,根据不同人群的营养素的供给量标准与平衡膳食的要求,推算出每人每日摄入哪些食物,大约多少量,合理组成一日三餐的膳食,达到合理营养的目的。

(1) 确定营养素的需要量:根据用餐者的性别、年龄、劳动强度,可从营养素供给量标准中查得。三大营养素按供能比例折合出需要量。

(2) 确定主食的数量与品种:主食的数量主要决定于碳水化合物的需要

量。确定数量后再选用合适的品种。

(3) 确定副食品的数量和品种:可按当地食物供应情况和经济状况来确定副食品数量与品种。

(4) 确定蔬菜、水果的数量与品种:一般每人每日应供给 0.5～0.75kg 蔬菜、水果,其中绿色蔬菜应占一半。品种的选择要尽可能多样化。

(5) 计算各种食物提供的热能和营养素总量。

(6) 与供给量标准化比较并做调整:比较以后若相差过多,可适当调整,如相差在 10% 以内,可认为符合平衡膳食的要求。

(7) 合理烹调:平衡膳食的调配是以烹调前食物中所含营养素的量为基础的。必须注意合理烹调,使各种营养素损失量尽可能减少,并使食物具有良好的色、香、味,促进食欲,能更好地被机体消化吸收和利用。

3. 我国居民膳食指南

(1) 中国居民膳食指南:1997 年 4 月中国营养学会公布了新修订的《中国居民膳食指南》。新的膳食指南共有八条:①食物多样,谷类为主。②多吃蔬菜、水果和薯类。③每日吃奶类、豆类或其制品。④经常吃适量鱼、禽、蛋、瘦肉,少吃肥肉和荤油。⑤食量与体力活动要平衡,保持适宜的体重。⑥吃清淡少盐的膳食。⑦如饮酒,应限量。⑧吃清洁卫生、不变质的食物。该《指南》适用于健康成人和 2 岁以上儿童。

(2) 中国营养改善计划的目标:1995 年 5 月,国务院下发了《中国营养改善计划》,这个计划的总目标是通过保障食物供给,落实适宜的干预措施,减少饥饿与食物不足,降低热能-蛋白营养不良发生率,预防、控制和消除微量营养素缺乏症;通过正确引导食物消费,优化膳食模式,促进健康的生活方式,全面改善居民的营养状况,预防与营养有关的慢性疾病。

二、常见营养有关疾病

营养性疾病是指因营养供给不足、过多或比例失调而引起的一系列疾病的总称。主要包括营养缺乏、营养过多(或中毒)、营养代谢障碍性疾病和以营养为主要病因的一些慢性退行性疾病。这些疾病有的与营养有直接因果关系,有的虽与营养没有直接的因果关系,但有明显的相关性。

(一) 营养性疾病发生的原因

1. 营养缺乏或不足

(1) 原发性营养缺乏病:由于膳食中营养素摄入不足或缺乏引起的营养障碍性疾病。可以是个别营养素摄入不足,也可以是几种营养素同时摄入不足。主要原因是:①营养学知识缺乏,加上食品消费误导。②不良的饮食习惯,如偏食、禁食、挑食和忌食等使食物摄入不足或缺乏。③战争、灾荒、贫困落后造成食物供应不足、短缺。④食物加工烹调不合理,食物中营养素大量的丢失。

(2) 继发性营养缺乏:由于各种原因影响营养素的消化吸收,体内利用障碍、营养素需要量增加以及体内破坏和排泄过多所引起的营养缺乏病。

2．营养过度或比例失调　由于营养摄入过量或膳食组成不合理,超过机体需要时,一方面增加机体代谢负担,另一方面将多余的营养素储存于体内,可造成营养过度,有的还可以引起中毒。引起营养过度或比例失调的原因有：①膳食结构不合理,如高脂肪、高热能、高蛋白的"三高"膳食,造成饱和脂肪酸、胆固醇和热能等在机体内过剩,是营养过度的主要原因。②不良饮食习惯,由于不讲究科学的饮食习惯,一味追求高消费的饮食享受,甚至暴饮暴食,大吃大喝,也是导致营养过度的重要原因。

（二）常见与营养有关的疾病

1．常见营养不良性疾病

（1）蛋白质-热能营养不良：是目前发展中国家较为严重的营养缺乏病。常见于儿童和婴幼儿,严重者可影响生长发育及智力发育,病儿由于抵抗力低下,易受感染,死亡率高。成人发病少。

1）原发性蛋白质-热能营养不良：主要由于长期蛋白质、热能摄入不足,具体原因有缺乏喂养知识,喂食过少,母乳不足,早产儿先天不足等。

2）继发性蛋白质-热能营养不良：是由于某些疾病,如慢性胃炎、肠炎等原因使营养消化吸收障碍；长期发热、肿瘤、感染等严重消耗性疾病而未能及时补充营养素；长期患有妨碍进食的疾患,如进食吞咽困难、蛋白质丢失过多和合成障碍,如肾病综合征、大面积烧伤、大出血、肝硬化等。

3）临床表现：蛋白质-热能营养不良临床表现可分为消瘦型和恶性营养不良。前者常见于婴幼儿,后者常见于儿童,多为长期蛋白质严重缺乏而热能供给基本维持最低水平。主要表现皮下脂肪消失,明显消瘦,生长迟缓,身高和体重明显低于正常儿童标准。

（2）缺铁性贫血（IDA）：该病发病率较高,尤其在早产婴儿、儿童、女性青少年和孕妇,育龄妇女中发病率更高。根据我国普查资料儿童血红蛋白低于12g%约占70%,低于11g%约占50%。根据 WHO 报告,亚洲孕妇贫血患病率为40%。儿童为50%,2岁以内婴幼儿高达92%。

临床表现主要为面色苍白、口唇黏膜与眼结膜苍白、疲倦乏力、头晕耳鸣、记忆力减退,有低热、活动后呼吸急促,中度贫血者心率加快、心脏搏动增强、心脏收缩期杂音、心电图改变。严重者可出现充血性心力衰竭。此外,病人可伴有食欲减退、恶心、腹胀腹泻,育龄妇女可有月经过少或停经。实验室检查红细胞数减少、血红蛋白降低。

我国对该病的诊断标准为成年男子血红蛋白<12g%、成年女子<13g%。据《儿童少年贫血筛选标准》规定,血红蛋白的标准为6～11岁（男、女）<11g%；12～14岁男<12g%、女<11.5g%；15～17岁男<12.5g%、女<11.5g%。

（3）维生素 A 缺乏症：临床表现主要是夜盲与眼干燥病。据统计在一些发展中国家,每年有数以千计的儿童因维生素 A 缺乏导致眼干燥症而失明。其中高发年龄在3～4岁。维生素 A 缺乏症临床表现还可有皮肤上皮细胞过度角化、皮肤粗糙,有时呈棘状丘疹,黏膜完整性被破坏,导致呼吸道、消化道、泌尿道、生殖系统抵抗力低下,而易受感染。

(4) 维生素 D 缺乏症:常见原因是阳光照射不足、食物中含维生素 D 不足、某些婴幼儿生长发育过快。维生素 D 供不应求、胃肠、肝胆疾病影响维生素 D。主要临床表现为早期常烦躁不安,爱哭闹,睡不安,易惊醒,汗多,特别是入睡后头部多汗,后枕部秃发;以后逐渐出现骨骼改变,如前囟闭合延迟(正常应在1.5 岁前闭合),出牙晚,可晚至 1 岁才出牙,头较大呈方形,肋骨下缘外翻,骨质软化,鸡胸、"O"形腿等。

(5) 维生素 C 缺乏症:冬、春季节由于蔬菜水果供应不足,食物品种单调,维生素 C 缺乏症常可发生。主要临床表现有皮肤、黏膜有出血倾向,严重时可有内脏出血等。此外还表现有牙龈肿胀、牙齿松动、骨骼发育不良、骨骼疼痛、毛囊角化过度等。目前,在我国严重的维生素 C 缺乏症已少见。

(6) 维生素 B_1 缺乏症:由于人们生活水平提高,精白米面消费量明显上升,此外由于酗酒等原因,使维生素 B_1 缺乏症有增加趋势。长期发烧、慢性消耗性疾病、代谢旺盛性疾病、烧伤病人也可出现维生素 B_1 缺乏症又称脚气病,可分为湿性脚气病和干性脚气病两型,前者以心功能不全表现为主,后者以神经系统症状表现为主。临床表现有末梢神经炎、心动过速、心前区疼痛、心功能不全、水肿、静脉压升高、共济失调等。此病多见于幼儿。

(7) 维生素 B_2 缺乏症:我国人民维生素 B_2(核黄素)的来源较少,就全国来说动物性食物供应相对不足。核黄素缺乏症主要临床表现有湿疹样皮炎、阴囊炎、舌炎、口角炎和脂溢性皮炎等,此外亦可见角膜出血、视物模糊、流泪等表现。

(8) 锌缺乏症:锌缺乏多见于儿童。锌缺乏的主要原因是摄入量不足,此外是消化吸收障碍、需要量增多或体内储存量减少、高能量输液等。临床表现与锌缺乏程度和缺乏时间有关,急性缺乏时以皮肤表面为主,在四肢末端、口腔周围、眼睑、肛门周围或外阴部以及易受机械刺激的部位形成糜烂、水疱和脓疱,并出现毛发脱落。慢性锌缺乏表现为生长障碍,身高低于同龄正常儿童,性腺发育不全、性幼稚症,皮肤干燥粗糙等。缺锌性侏儒除身高低下外智力也低下。

2.营养失调性疾病 由于膳食组成不平衡,某些营养素摄入过多所引起的疾病称营养失调性疾病,或称营养障碍性疾病,如肥胖症、高血脂和动脉硬化等。

(1) 肥胖症:由于摄入过量、营养过剩或生理生化功能改变所引起的体内脂肪积聚过多,体重过度增加而发生的一系列病理、生理改变称肥胖症。肥胖的发生与摄入过量的蛋白质、脂肪和碳水化合物有关,也受内分泌、遗传、代谢、神经精神因素和社会因素等方面的影响。肥胖症在某些家族有倾向性,与共同的生活方式,如对食物的偏好和不喜欢体力活动等有关。

肥胖症的临床表现主要为脂肪沉着于躯干。此外,抗病能力下降,缺少活力及心理和精神方面的异常。肥胖诱发高血压病、冠心病、糖尿病、高脂血症等。肥胖妇女可导致月经异常、卵巢功能不全、不孕症、妊娠高血压综合征等。与此同时肥胖还影响着人们的生活质量,可加速衰老。预防肥胖必须从儿童开始。

（2）高脂血症和动脉硬化：高脂血症是血液中脂质总量和特定的脂质超越正常范围的状态，与动脉硬化的发生和发展有关，是冠心病和心肌梗死的主要危险因素。动脉硬化的发生主要同血液中脂质——脂蛋白的代谢有关，还与高血压、糖代谢异常等因素有关。

3．维生素过多症

（1）维生素 A 过多症：

1）急性中毒：多见于儿童，如果一次摄入维生素 A 大于 10^5U 可引起急性中毒。表现为剧烈头痛、颅内压升高、剧烈呕吐、发烧、视物模糊等，严重者可发生剥脱性皮炎而危及生命。急性中毒临床少见。

确定肥胖的指标

目前常采用标准体重和体重指数两项指标来确定肥胖：

1．标准体重（kg）= 身高（cm）- 105

凡实际体重超过标准体重的 20% 都属肥胖。其中超过标准体重的 20%～30% 的为轻度肥胖，超过标准体重 50% 以上的为重度肥胖。

2．体重指数（BMI）= 体重（kg）/ 身高^2（m^2）

凡体重指数 < 20 为低体重，20～23.9 为正常体重，24～27.9 为超重，> 28 为肥胖。

2）慢性中毒：儿童每天摄入维生素 A 8000U，成人每天摄入 $3×10^4$U，连续摄入 6 个月可出现慢性中毒。临床表现为儿童生长停滞，皮肤粗糙，毛发无华易脱落，肝脾肿大，骨骼疼痛，长骨骨干有骨质增生，韧带肌腱钙化。成人可有肝功异常，甚至肝硬化。停止摄入维生素 A，症状可逐渐恢复。

（2）维生素 D 过多症：维生素 D 中毒往往是长期大剂量服用浓缩鱼肝油所致。临床表现为食欲不振，体重下降，乏力易疲劳，恶心、呕吐，腹泻多尿，烦躁不安，血清钙磷浓度明显升高，动脉、心肌、肺、肾等软组织出现转移性钙化，易发生肾结石，可引起继发性肾水肿，严重时可致肾功能衰竭。

三、改善营养的政策和措施

1．加强营养立法，建立监督管理机构　通过营养立法，建立政府监督管理机构，研究食品发展政策措施，使人民营养水平和健康水平的提高有了可靠的政策保障和有力的物质支持。我国 1993 年由国务院颁布的《90 年代食物结构改革与发展纲要》、1995 年国务院下发的《中国营养改善计划》，都是改善我国人民营养水平，调整我国人民膳食结构的纲领性文件。

2．大力发展食品生产，优化食物结构　大力发展食品生产，不仅可以改变至今仍存在着食品供应不足和单调的状况，而且可以优化膳食结构，这是防制营养性疾病的有效措施。要改变以往以猪肉为主要肉类食品的不合理结构，积极开展豆类生产，尤其是大豆制品的生产。大力发展畜、禽、蛋、奶及水产品的生产和加工，从而优化人们副食品的结构。以植物性食物为主、动物性食物为辅、适量增加粗粮的膳食结构是我国的传统膳食模式，这种膳食结构是合理的。

3．普及营养学知识，正确指导食品消费　广泛普及营养知识，使人们真正认识到营养与健康、营养与疾病的内在联系。应广泛地宣传我国营养学会修订的膳食指南，即食物多样化，粗细搭配好，三餐要合理，饥饱要适宜，甜食不宜多,油脂要控制,饮酒要节制,食盐要限量,多吃新鲜蔬菜、水果、豆类及其制品。在食品消费指导方面,还应提倡"粗、杂、蔬"的饮食习惯,尤其要保证早餐的质量。提倡母乳喂养,教育儿童不偏食、不挑食。

4. 进行营养监测,改善膳食模式 通过营养调查,可以了解人群膳食摄入情况和营养素供给量之间的关系,了解人群营养性疾病的发生情况,为制定切实可行的营养性疾病的预防措施提供依据。其中儿童死亡率是对营养水平较为敏感的指标之一。我国制定的《推荐的每日膳食中营养素供给量》和《中国居民膳食指南》,是改善膳食模式的科学依据和主要措施。

(巫世瑜)

第3节 心身疾病的防制

链接

心身疾病有狭义和广义两种理解

狭义的心身疾病是指心理社会因素在发病、发展过程中起重要作用的躯体器质性疾病,例如,原发性高血压、溃疡病。至于心理社会因素在发病、发展过程中起重要作用的躯体功能性障碍,则被称为心身障碍。例如,神经性呕吐、偏头痛。广义的心身疾病就是指心理社会因素在发病、发展过程中起重要作用的躯体器质性疾病和躯体功能性障碍。显然,广义的心身疾病包括了狭义的心身疾病和狭义的心身障碍。

现代医学和心理学研究证明,很多疾病都能找到其致病的心理因素。所谓心理因素,系指在心理活动中产生的冲突、紧张、不良习惯和人格特征等。这些因素与人们熟知的病毒、细菌、遗传一样也能引起躯体疾病,心身疾病是在这个基础提出来的。

一般来说,正常的机体都有一定的耐受及调节能力,但是社会心理因素的刺激如果过强、过久,超过机体的耐受能力,机体应对失败,就会发生疾病。例如,过剧、过久的自主神经系统功能改变可引起相应脏器产生不可逆的器质性变化,内分泌的长期失调可导致多种疾病。这类由于机体在与自然环境和社会环境相互作用中不能应对刺激或者不能适应生活环境导致的疾病称为心身疾病(psychosomatic disease)又称心理生理疾病(psychophysiological disease)。简言之,心身疾病是一组有躯体症状和相应体征,其发生、发展、转归与社会心理因素有密切关系的疾病。

一、心身疾病的范围和流行特征

(一) 心身疾病的范围

心身疾病是累及人体的各器官和系统的一类疾病,国内外学者对其范围有不同的见解,随着心身医学的发展,心身疾病的概念被广泛接受,范围扩大到几乎包括人类所有的疾病。

1．心血管系统　原发性高血压、冠心病、心律不齐、阵发性心动过速等。

2．呼吸系统　支气管哮喘、过敏性鼻炎、枯草热。

3．消化系统　消化性溃疡、溃疡性结肠炎、结肠过敏、神经性呕吐和食管贲门或幽门痉挛等。

4．泌尿生殖系统　月经紊乱、阳痿、痛经、经前期紧张症、神经性多尿症等。

5．内分泌代谢系统　糖尿病、甲状腺功能亢进、肥胖症等。

6．皮肤　神经性皮炎、瘙痒症、斑秃、过敏性皮炎、湿疹、慢性荨麻疹、银屑病等。

7．肌肉骨骼系统　类风湿关节炎、痉挛性斜颈、紧张性头痛等。

8．神经系统　偏头痛、自主神经功能失调等。

以上所列各种疾病中，一般认为原发性高血压、冠心病、哮喘和溃疡病是更为明确的心身疾病。此外，有人还把系统性红斑狼疮、恶性肿瘤、妊娠高血压综合征也归入心身疾病的范围。

（二）心身疾病的流行特征

1．分布广　心身疾病在人群中的分布较广，近年来的流行病学调查资料表明，由于科学技术的发展，人类生活节奏的加快，信息量的增多，人际关系与技术竞争的紧张化和复杂化，以及人们精神负担日益加重，心身疾病的患病率有增高的趋势。据 WHO 报告，在欧洲一些工业发达国家，有 1／3 到 1／4 的工作人员生活在不稳定、疲劳、抑郁和焦虑状态中。我国有报道在综合性医院的初诊病人中，略高于 1／3 为躯体疾病，不到 1／3 为神经官能症，其余 1／3 即为心身疾病。

链接

身心疾病与心身疾病

身心疾病是指人的身体因生理改变而导致心理和行为上发生的变化。如妇女更年期综合征，由于卵巢逐渐老化，功能衰退，分泌雌激素减少，进而引发心理行为的变化，出现心烦易怒、潮热出汗、血压升高等症状。患身心疾病的人，其心理行为的变化，往往不受自我意识的控制。

心身疾病是指人的精神受到某些刺激，或在生活、学习和工作中，面对突如其来的变化，致使自身的认识发生了改变，心理状态出现不平衡；心理失衡又影响到生理的改变，导致心身转换，典型的例子就是癔病。患者受到刺激后，会胡言乱语，失魂落魄，哭笑无常，装神弄鬼，群众叫"鬼魂附身"。

2．性别分布　呈现女性一般高于男性。但有些病种如溃疡病、冠心病、支气管哮喘则以男性患病率为高，而甲状腺功能亢进仍以女性为多。

3．年龄分布　65 岁以上的老人和 15 岁以下的少年患病率较低，青年人略高，患病率高峰为更年期。

4．城乡分布　心身疾病的分布呈现为城市高于农村。

5．职业分布　脑力劳动者高于体力劳动者，工业化的社会高于工业不发达的社会。流行病学研究还表明，近年来心身疾病的患病率有逐年增高的趋势。

二、心身疾病的危险因素

(一) 社会因素

社会因素一般包括社会、环境、文化等。如空气污染、人们的生活和工作环境、噪音干扰、环境卫生不佳、人际关系、家庭状况、角色适应和变换、社会制度、经济条件、风俗习惯、社会地位、职业、文化传统、宗教信仰、种族观念等诸多因素。社会文化背景不同心身疾病的发病也不同,在同一社会文化环境中,由于人们所处的地位和社会分工不同,心身疾病的发病率也各不相同。流行病学调查表明,发病机会最多者是中层社会中经济条件偏低者,为了竞争以获得较好的生活条件,他们要付出较多的努力,但他们的个人要求和需要并非经常可以得到满足,因而这种个人需求和社会压力之间的冲突就可以引起心身疾病。此外,生活事件,如家庭、经济、生活、职业、工作、子女、夫妻等引起的各种心理因素也可能导致心身疾病的发生。生活事件是指那些可以造成个人的生活风格和行为方式发生改变,并要求个体去适应社会生活的情境和事件。它是心理应激的主要应激源,与心身疾病密切相关。

人们对社会因素的应激可使血浆肾上腺素活性升高,如焦虑、紧张、陌生情况可增加肾上腺素分泌,恐惧、愤怒、挫折均可使血压升高,对有高血压素质(生理始基)者,血压持续增高的倾向更强。愤怒似乎与收缩压增高有关,如果愤怒被阻抑,或对自己的行为感到内疚,则可引起交感神经功能亢进,延续下去可发展为以血浆肾上腺素和去甲肾上腺素含量增高为特征的原发性高血压。

(二) 心理因素

心理因素是心身疾病的重要致病因素。心理因素影响躯体内脏器官,一般是以情绪活动作为中间媒介而实现的。情绪活动可分为积极的情绪和消极的情绪,前者可提高劳动效率,对生命活动起着积极作用;而后者如悲伤、痛苦、恐惧、愤怒、忧郁等,这是人体适应环境的种种反应,它可以动员机体的潜能以适应不断变化的环境,但强度过大或时间过久,都会使人的心理活动失去平衡,导致神经系统功能失调,对健康产生不良影响。如果这些消极情绪经常反复出现,引起长期或过度的精神紧张,还可以产生神经功能紊乱、内分泌失调、血压持续升高等病变,以至发展成为多种心身疾病。

国内外大量调查资料表明,心理因素是心身疾病的重要致病因素。如对23例原发性高血压患者进行调查,发现74.5%的患者病前存在不良心理因素。据国内一些医院统计,68%的心肌梗死病人病前有情绪因素的影响,内科心身疾病患者92%病前有明确的心理因素。美国一家综合医院的门诊资料,500例胃肠疾患病人,发病前有明确情绪因素的占74%。

(三) 生理因素

生理因素又称生物躯体因素,它包括微生物感染、理化和药物损害、遗传和成熟老化、营养代谢、先天发育、器官功能状态、免疫和变态反应,以及性别、年龄、血型、体型等等。心身医学的理论认为,生理因素是心身疾病的始基,社会因素主要是通过生理变化的调节,才能导致或加重躯体疾病。

生理始基,即某些心身疾病患者发病前的生理特点。它决定着个体对疾病的易罹患性及所患疾病的种类。现实生活中的一些大灾难,如地震、洪水、战争、灾荒等过后,人们发现只有少数人患心身疾病,而且所患疾病也各不相同,如患有消化性溃疡、高血压、冠心病的,其原因除了个体的个性特征和行为方式之外,主要是由于患者原先的生理特点的不同所致,因而使他们对不同心身疾病具有不同的易患性,如在溃疡发病过程中,胃蛋白酶的增高起着重要作用,由于它消化了胃黏膜而造成溃疡,实际上患者在病前其蛋白酶的前体——胃蛋白酶原的水平就已经比一般人高,因此胃蛋白酶原的增高即可称之为溃疡的生理始基。

有学者对加拿大伞兵做调查,经过 16 周紧张军训之后发现,63 例原来胃蛋白酶原高的一组,有 9 例发生十二指肠溃疡,而胃蛋白酶原低的一组无一例发生溃疡病,这种胃蛋白酶原增高可以称为溃疡病的生理始基。但是存在溃疡病生理始基,并不等于一定会发生溃疡病,如果只存在高水平的胃蛋白酶原血症,而没有社会心理因素刺激,就不会发生溃疡病。心身疾病是生理始基和社会心理因素刺激共同作用的结果。此外,人格类型、心理障碍、遗传也是心身疾病的危险因素。

三、心身疾病的防制措施

(一) 一级预防

一级预防是防止社会-心理因素长时期反复刺激并导致心理失衡的主要措施。培养比较完整的健康心理素质,提高应付危险因素的能力是预防心身疾病的基础。在社会-心理因素刺激的情况下不断进行自我调适,保持心理平衡,增强对社会的适应能力,不仅应注意躯体健康,还应保持心身健康和社会适应能力的统一。

培养健康的心理素质应从儿童时期开始。家长和老师应注意培养、教育儿童乐观

心身疾病的特点

①心身疾病必须具有与躯体症状相关的体征。②心身疾病的发病原因主要是社会-心理因素。③心身疾病通常涉及到的是自主神经系统支配的系统或器官。④同样强度,同样性质的社会-心理因素影响,对一般人只引起正常范围内的生理反应,而对心身疾病易患者则可引起生理和病理反应。⑤遗传和个体特征对心身疾病的发生有一定关系。⑥有些病人可以提供较准确的社会-心理因素致病过程,大部分病人不了解社会心理因素在发病过程中的作用,但感到某种心理因素能加重自己的病情。

向上、关心他人、互相爱护等的健康心理,耐心纠正可能产生的偏离心理,对防止儿童期情绪障碍和成人期的心身疾病都有重要意义。

和睦的家庭关系和正常的人际交往是心身健康的两个要素,对心身疾病的防制都有着很重要的意义。有一个和睦相处、相依为命的幸福家庭,就会取得生活的无限乐趣,取得温暖、体贴和爱;正常的人际交往,广交朋友,就会取得朋

友的情谊、信任、理解、同情和支持,人在群体生活中才能健康地生存。

(二) 二级预防

二级预防是防止社会-心理因素导致的心理失衡阶段发展成为功能失调阶段的重要措施,因而早期诊断、早期治疗是二级预防的核心。接受心身疾病患者就诊的第一位医生往往不是心理医生,因此要求现代临床医生必须了解社会-心理因素可以引致心理失衡,进而导致功能失调,最后发展为躯体疾病的心身疾病规律,积极采取二级预防的措施。通过心理咨询和治疗,及早帮助指导患者恢复失衡的心理,及早调整患者的功能失调,阻断病情向躯体疾病方向转化。

(三) 三级预防

三级预防是针对患者在经历心理失衡、功能失调进入躯体疾病阶段情况下防止病情恶化的重要措施。这个阶段不仅依靠有效的药物治疗,还应充分估计心理咨询和心理治疗的作用。心理咨询和心理治疗工作要求医生有较高的医德修养,较广的医学知识,较娴熟的医学技能,医患之间建立起相互信任和相互合作的亲密关系。

1. 心理治疗　应在比较充分了解病人的病史及心理状态下再对病人进行解释、指导和鼓励等,使病人逐渐树立信心,处理好心理刺激和心理矛盾。某些人格特征,如坚韧性格,能够减轻应激性生活事件对健康的有害影响。

2. 行为治疗　行为治疗是以学习原理为基础的一种治疗方法,让患者学会和适应新的反应方式,消除或克服旧的病态反应方式。主要训练患者控制自己的行为。如我国的气功疗法、印度的瑜伽疗法都是利用自己的意志去控制或调整内脏的活动以达到治疗强身的目的。有人对 50 例 A 型性格的冠心病患者进行 10 周有规律的运动训练发现,A 型行为有明显的转变,体重、血压和血脂均有不同程度的下降。

3. 生物反馈疗法　借助于仪器,让患者能通过学习来改变自己的行为或纠正内脏反应,使通常人们意识不到的生理活动,如血压、心率、胃肠蠕动、皮肤温度等,通过灵敏的电子仪器予以显示,如此反复进行,使患者学会在某种程度下调节这些功能,以达到预防发作和治疗的目的。

4. 自我训练　自我训练控制自己的情绪,如每天有一定时间松弛紧张情绪,听轻音乐、练书法、画画、栽培花草等。

5. 环境治疗　对病人的家庭、邻里或工作单位做适当的调整,通过解释、指导以解除矛盾,协调关系,必要时可考虑请病人短期住院或更换环境。

6. 精神药物治疗　在对患者进行心理治疗的同时,可根据病情,配合用一些抗焦虑药,如地西泮、氯氮䓬等,或抗忧郁药,如阿米替林或多塞平等药物。

(李春坚)

第4节　性传播疾病的防制

性传播疾病(sexually transmitted disease, STD)是一组由性接触行为或类似性行为接触为主要传播途径的可引起泌尿生殖器官及附属淋巴系统病变的疾病。还包括生殖以外皮肤对皮肤、皮肤对黏膜、黏膜对黏膜的直接接触传染,可涉及全身主要器官的病变,使口、咽部、肛门、直肠等部位感染受累,是严重危害人群身心健康的传染性疾病。目前,国际流行的性传播疾病已经有20多种。

一、概　述

1. 流行趋势　性传播性疾病在全世界广泛流行。特别是二十多年前西方性解放的出现,使欧美国家的性病患者人数急剧增加。现在人们越来越清楚地认识到STD是人类及全社会的危害,并开始了多种方法的

1991年8月12日卫生部令第15号《性病防制管理办法》规定:艾滋病、淋病、梅毒、软下疳、性病淋巴肉芽肿、非淋菌性尿道炎、尖锐湿疣、生殖器疱疹等八种性病为需要进行监测报告的疾病。

积极预防。我国建国前性病流行猖獗,1949年后,估计全国性病病人有1000万例左右。建国后,党和政府十分重视性病的防制工作,采取了一系列措施,使性病发病率迅速下降,1964年正式宣布基本上消灭了性病。1977年再次报告新发性病病例,进入20世纪80年代以来,病例数不断上升,并再次流行。二十多年来,疫情呈逐年上升趋势,平均增长124.31%。根据1993～1997年全国性病监测点报告的情况来看,我国的性病发病依次为:淋病、尖锐湿疣、非淋菌性尿道炎、梅毒、生殖器疱疹、软下疳、性病性淋巴肉芽肿、艾滋病。

2. 地区分布特点　在世界不同地区STD的发病率及病种差别较大,发展中国家的流行率较高;城市化进程较快的地区STD发病较多(如我国的大中城市、东南沿海开放城市);从沿海向内地、从南方向北方、从城市向农村和牧区扩展。

3. 时间分布特点　性病的增加还有明显的季节特点,一般以第一季度发病率最低,从第二季度开始上升,第四季度达到高峰。这个特点与我国每年有8000多万民工流向城市,而且大多数处于性活跃期有关,这就增加了性服务的需求,从而出现了季节性特点。

4. 人群分布特点　我国STD的多数病例集中于20～39岁年龄组中,但应注意STD发病年龄有前移的迹象和从青年向儿童蔓延的趋势,儿童STD患者逐年增多;一般来说,STD的发病率男性高于女性,男女之比为2:1,但近年来女性病例数逐年增高(可能与女性主动就诊的人数增加、诊断水平的提高和客观上实际病例数的增多有关);我国STD以工人为最多,约占1/3,无业及待业青年占20%,个体工商业者占15%,服务行业及供销人员占10%,他们的患病数占总病例数的80%,但近年来,以干部及国家公职人员STD的患病人数增长最快。

二、性传播疾病的流行过程

1. 传染源　性病病人及其病原携带者是 STD 的主要传染源。尤其是那些症状不典型或无明显临床症状的患者及其病原携带者更易被忽视,或因未发现、或因不肯就医、或因保密不告知性伴而未被人所察觉,成为最危险的传染源。常见的传染源为:

(1)妓女:因其流动性大、频繁从事卖淫活动常被感染,生殖道内含大量病原体,有的感染后出现症状,也有的不出现症状,传播 STD 的危险性大而成为重要而危险的传染源。她们是西方 STD 流行的主要原因。

(2)性乱者:无业游民、长途汽车司机、特殊服务人员等性乱者,感染机会多。

(3)吸毒者:尤其静脉吸毒者是艾滋病病毒及乙型肝炎病毒的主要感染者。

(4)同性恋:同性恋是 STD 急剧上升的一个重要因素,是艾滋病、淋病、梅毒、尖锐湿疣、疱疹的重要传染源。

(5)性病患者的性伴或配偶。

(6)血源:有些 STD 发生淋巴循环和血液循环继发感染后,血液中有病原体,如果以他们的血作为血源,可引起 STD。

2. 传播途径

(1)性接触传播:性行为的直接接触,包括异性、同性及双重性接触是 STD 的主要传播途径。除此以外,接吻、触摸等性行为也可传播某些 STD。

(2)非性行为的直接接触:当皮肤出现破损时,可通过直接接触病变部位或分泌物(如血液、精液、子宫分泌液)而被感染。

(3)血源感染:是传播艾滋病病毒、乙型肝炎病毒或梅毒的主要传播途径。

(4)母婴传播:许多 STD 病原体,如梅毒、淋病、艾滋病病毒可经胎盘、产道等途径由母亲传给胎儿或新新儿。

(5)医源性传播:可因医疗操作过程中防护不严格或病人用过的器械、注射器、针头等不充分清洗和消毒不严格所致。

(6)日常生活接触传播:接触病人污染的衣物、被褥、物品、毛巾、浴盆、用具、便器等常可传染 STD。

3. 易感人群　人群普遍易感,无性别、年龄差异,并且无病后免疫力,因此可反复感染,反复发作,迁延不愈。

4. 影响因素

(1)生物因素:STD 的病原体种类繁多,人群对其普遍易感,甚至可发生重复感染或反复发作及间歇性排菌等现象,至今尚无有效的人工免疫方法及化学方法,这是导致 STD 流行的主要的生物学基础。

(2)社会因素:是影响 STD 流行的主要因素。

1)社会制度:社会制度可促进 STD 蔓延,也可控制和消除 STD。由于西方国家和某些发展中国家法律保护娼妓制度,是 STD 流行的主要原因。而战争和社会动乱也可引起 STD 增加。

2) 人口流动:人口的高度集中和流动,为 STD 提供了机会,我国每年约有 0.8~1.2 亿流动人口,且多为性活跃人群,成为 STD 流行的危险人群。

3) 嫖娼、卖淫:是 STD 的主要社会条件。取缔和打击嫖娼、卖淫是控制 STD 的关键。

4) 吸毒、贩毒:是促进 STD 传播的另一重要社会因素。我国艾滋病病毒感染者中有近 70% 是静脉注射毒品者,吸毒者中性病检出率为 32.5%,女性患病率达 43.25%,并且与性乱密切相关。

5) 淫秽文艺作品:淫秽文艺作品泛滥,引起青少年的好奇与效仿,所以不能低估淫秽文艺作品的作用。

6) 健康教育及自我保护意识差:由于在全社会进行健康教育及对高危人群有目的的健康教育不够,因此他们缺乏自我保护的卫生知识和防范意识。

7) 性病医疗市场混乱:非法行医、个体游医到处泛滥,漏报疫情,使许多病人得不到正规有效地治疗,因此长期不愈,甚至产生耐药菌株,他们又可作为传染源。

(3) 行为、心理因素:性自由、性解放、忽视贞操、性放纵使传统道德标准和行为准则被抛弃;性观念、性心理、性行为及道德标准的改变,同性恋行为的广泛存在及毫无防护的不安全的性行为在许多地区都是 STD 流行的一些潜在的重要危险因素。

三、性传播疾病的预防措施

防制性病的关键在于发挥我国社会主义制度的优越性,加强性道德教育,树立科学的性文明观念,遏制西方性自由的生活方式,普及性病的防制知识,制定防制规划,建立专门的性病和艾滋病防制机构,进行宣传教育、医疗干预、科学研究,并制定必要的法规,提高防制水平,这样只要通过我们大家及全国人民的共同努力,就一定能够制止性病在我国的蔓延和传播。

1. 一级预防

(1) 建立健全预防和控制工作的领导机构和组织保障系统,增加必要的人、财、物的投入。各部门配合,通力协作,全社会参与,充分发挥群众团体的作用。

(2) 制定性病防制技术标准和防制工作规范、制定我国预防和控制性病、艾滋病的规划及行动规划,强化立法管理及制定配套政策。

(3) 加强健康教育:广泛开展健康教育,普及艾滋病、性病的防制知识,让群众了解艾滋病的危害性、传播途径和预防措施。尤其是加强在青少年中开展早期性教育,将预防性病、艾滋病的知识列入健康教育与青春期教育的重要内容;各医疗机构、采供血机构、健康教育和计划生育机构要主动开展预防知识的宣传和咨询;进行健康的恋爱、婚姻、家庭观和性道德教育,提高自我保护的意识和能力。

（4）加强性病监测力度：依法管理,强化监督,开展性病监测工作。加强对采供血机构和血液制品生产单位的治理,切实落实对供血者、供血浆者和血液、血液制品的检测和监测措施;加强对医疗卫生机构控制医院感染的监督检查;根据有关法律,对性病、艾滋病疫情进行监测,提高现有艾滋病、性病监测系统工作规范化管理水平。

（5）切断传播途径：严厉打击卖淫、嫖娼、吸毒、贩毒、非法地下采血等行为,防止艾滋病的继续蔓延;医疗卫生单位要严格消毒管理制度和采供血管理制度;推广一次性注射器和针头;患者用过的物品、分泌物及其血液污染的医疗器械、地面、墙壁、门把手等均要进行彻底消毒;加强个人防护。

（6）预防母婴传播：加强对双亲的检测,采取避孕措施,对患性病的孕妇及胎儿进行治疗,做好新生儿的医学随访等;保护育龄期妇女,免受艾滋病病毒感染;提供计划生育服务,在法律许可的地区采取终止妊娠的措施,以确保妇女避免非意愿的生育;给予母亲抗逆转录病毒药物治疗,可降低母婴传播的风险。

2. 二级预防

（1）早发现：建立高危人群监测点,有条件的地区对非高危险人群(如孕妇)也开展监测,以观察艾滋病传播危险的发展动态;建立艾滋病咨询中心、热线电话及咨询门诊,医患之间进行思想交流,帮助患者分析病情,对艾滋病病毒感染可疑者,自愿进行血样检测,并对检查结果实行保密制度,不要歧视人类免疫缺陷病毒(HIV)阳性的患者。

（2）早诊断：早诊断有利于HIV感染者提早采取健康措施,推迟艾滋病的发病时间,也可及早帮助感染者改变行为,避免将HIV传染给其亲属及周围人群。

（3）早报告：根据《中华人民共和国传染病防制法》和《艾滋病监测管理若干规定》中的规定,各卫生防疫站,医疗保健机构发现艾滋病病人或艾滋病病毒抗体阳性者,除向卫生行政当局报告外,应立即向当地疾病预防控制中心报告,统一归口由省级疾病预防控制中心向中国疾病预防控制中心报告(具体由艾滋病监测中心汇总),再由中国疾病预防控制中心向卫生部报告。

（4）进行流行病学治疗：如果当STD感染的危险性很高,即使其性伴被感染的情况尚未证实,也需要接受必要的治疗,这种治疗主要基于其危险性,而不是基于诊断的治疗。

3. 三级预防　目前艾滋病仍无根治的办法。早期抗病毒治疗是关键,它既能缓解病情,又能预防或缓解艾滋病相关疾病的发生。

四、艾滋病的防制

艾滋病是获得性免疫缺陷综合征(acquired immunodeficiency syndrome, AIDS)的

链接

流行病学治疗

如果STD感染的危险性很高,即使其性伴被感染的情况尚未证实,也要接受必要的治疗,这种主要基于危险性而不是诊断的治疗称流行病学治疗。流行病学治疗主要应用于诊断试验不完善,可能会漏掉某个感染的阶段,特别是感染早期;某些病人不再接受治疗;某些病人又发生一些并发症,在等待诊断试验的结果;某些病人感染了其他性伴,在等待诊断试验的结果。它是STD管理的一个基础,因此,对高危人群和妓女及与性病患者有接触史的人无论其有无症状,应一律给予治疗,不必等待最终的结果。

简称。它是由人体免疫缺陷病毒(human immunodeficiency virus，HIV)所致的传染病。HIV 特异地侵犯辅助性 T 细胞(CD4 细胞)，引起人体细胞免疫严重缺陷，导致顽固的机会性感染、恶性肿瘤和神经系统损害，最终导致死亡。感染上 HIV 后，大多数人长期停留在无症状状态，称为艾滋病感染者。但 5 年内有 95% 以上的感染者经实验室检查证明出现免疫抑制，10%～30% 会发展为艾滋病，10 年内 50% 的感染者可发展为艾滋病。对本病的传播迅速，目前尚缺乏有效的防制方法，病死率极高。

1. 传播途径　艾滋病病人及 HIV 感染者是艾滋病的主要传染源。虽然已经从艾滋病病人的血液、精液、阴道分泌物、唾液、眼泪、尿液、乳汁中分离出 HIV，但目前已证实的传播途径有以下三种：

(1) 性接触传播：包括同性之间及异性之间的传播。据一项调查显示，单次无保护性接触传播 HIV 的几率为 0.1%～1%，但如果同时患有其他性传播疾病，则其危险性将增加 2～10 倍。男性传染给女性的几率将大于女性传染给男性例数的 75%，我国约为 20%。

(2) 经血液传播：输入了被污染的 HIV 血液及血制品；移植或接受了 HIV 感染者的器官或组织；人工授精；静脉药瘾者共用受 HIV 污染的针头或注射器；医源性感染，如医疗器具消毒不严格等。

(3) 垂直传播：HIV 可在三个不同时期由母亲传染给婴幼儿，即宫内期、分娩期及哺乳期。肥猪组织内出现的病毒证明 HIV 可以通过胎盘传播；分娩时宫颈阴道的分泌物以及血液的接触均可使婴儿感染；在哺乳期，病毒传给婴儿的几率为 29%。

2. 预防措施

(1) 积极普及和宣传艾滋病的预防知识，使人们了解传播途径、临床表现和预防方法。

(2) 充分发挥我国社会制度的优越性，严厉打击滋生艾滋病的"温床"。

(3) 加强道德教育，严禁发生不洁性行为。

(4) 对血液及血液制品加强管理。

(5) 提倡使用避孕套，避免肛交。

艾滋病的流行趋势

全世界目前 HIV 感染者的总数已超过 2000 万人，每天还约增加 6000 人，死亡病人数近 100 万人。预计到 2010 年，全球艾滋病感染总数将占世界人口的 1%。当前，撒哈拉沙漠以南的非洲国家艾滋病流行最严重，有 2900 万人感染了艾滋病病毒，其中 15 岁以下儿童患者约 130 万，已有 300 万人死于艾滋病。亚洲是在 20 世纪 80 年代中期才发现艾滋病感染者的，但其感染人数呈"火箭式"上升，尤其是在泰国、印度等国家最为严重，泰国的艾滋病感染人数已超过 100 万，印度不少于 200 万。产前妇女 HIV 阳性率达 8%。我国自 1985 年发现第一例艾滋病以来，到 1997 年底，HIV 感染者累计为 9333 例。其中艾滋病病人为 281 例，死亡 172 例。目前全国 31 个省、市、自治区都报告有 HIV 感染者或艾滋病病例数。

我国艾滋病的流行特点

感染者主要集中在农村地区，人口流动频繁是加剧艾滋病流行的重要因素；艾滋病病毒经静脉吸毒传播是我国艾滋病流行的主要模式，经静脉感染艾滋病病毒的人数占 68.0%；艾滋病经采供血途径传播造成的危害逐渐加剧；经性传播接触途径感染艾滋病病毒的人数逐年增多。

（6）艾滋病和 HIV 感染者避免妊娠，出生婴儿避免母乳喂养。

（7）医务人员重视疫情，警惕艾滋病，防止漏诊。

（8）预防性药物的使用，现有学者认为，根据 CD4 淋巴细胞减少，给予一定的药物，有利于 AIDS 的预防和治疗，但效果尚不肯定。

（曹玉清）

第 5 节　医源性疾病的防制

医源性疾病（acrogenic disease）是指由于医护人员的诊断、治疗或预防措施不当而引起的不利于身心健康的疾病。医源性疾病涉及的人群包括各种病人、医院工作人员、陪住者和探视者。常见的有医院感染和药源性疾病。

一、医　院　感　染

医院感染（nosocomial disease）指病人在医院内获得的感染，简称医院内感染或院内感染。在住院期间获得，出院后才发病者应列入。而住院前获得的感染，入院时正值潜伏期，住院后发病者不作为院内感染。医院感染的对象主要是指病人、医务人员、就诊病人、探视者和陪护家属，由于探视者、陪护家属在医院内的时间短暂，而且感染因素较多，其感染常难以确定是否来自医院，因此，医院感染的对象主要是指住院病人和医务人员。

（一）医院感染的种类

1. 交叉感染　是指病人与病人、病人与医务人员及病人与陪护人和探视人之间通过直接或间接接触途径而引起的感染。

2. 医源性感染　是指在医疗和预防过程中由于所用的器械、设备、药物、制剂及卫生材料的污染或消毒不严所造成的感染。

3. 带入感染　是指病人入院时已处于另一传染病的潜伏期，住院后发病而引起医院感染的传播。以上三种又称为外源性感染。

4. 自身感染　又称为内源性感染。是指病原体来自于病人体内的感染。其原因一是由于长期使用抗生素、免疫制剂或激素而使机体抵抗力降低，使原存于病人体内的正常菌群失调或易位；二是由于诊断和治疗也为条件致病菌提供了致病机会。目前，自身感染的比重在不断增加。

（二）医院感染的传播过程

对外源性感染来说，需要借助于传染源、传播途径、易感人群三个环节同时并存而实现其传播过程；对内源性感染则由储菌库、易位途径和易感生态环境构成，需从微生态角度进行描述。

1. 传染源　医院感染的传染源是指有病原体存在的处所,包括微生物感染源和非生物性杂物两类,微生物感染源包括病人、病原携带者和受染动物,非生物杂物包括病人的衣物、食品、医疗用品及有利于微生物生存的环境。

(1) 病人:是医院感染的重要传染源。包括下列几种情况:①已感染的病人在接受诊疗的过程中,将含有病原体的血液、体液、分泌物、排泄物等随时污染诊疗器械及周围的环境与物品。②入院时被误认为其他传染病或已处于另一种传染病的潜伏期。③当医院发现有感染症状的病人时,未及时采取适当的隔离和消毒措施,可促进医院感染的传播。一般情况下,来自病人的病原体,其致病力往往较强,数量较多,且多具有耐药性,往往容易在易感宿主体内存留。

(2) 病原携带者:病原携带者因本身无症状,却又向外界排出、散播病原体,因此其临床意义较大,也是重要的医院感染的传染源,尤其是医护人员及探视者作为健康病原携带者往往易被忽视。自身感染时病原体为已定植在体内的微生物,有的是正常菌群,有的是条件致病菌,一旦机体抵抗力降低或正常防御机制被破坏,就会发生感染。

(3) 动物:主要是鼠类。它们是一些重要传染病(如鼠疫、流行性出血热)的传染源,又是某些媒介昆虫(如蚤、螨)的宿主。

(4) 环境:医院中适合病原体存活和繁殖的湿润环境或液体,如空调器、便器、注射器械、食物和饮用水等。

2. 传播途径

(1) 接触传播:是医院感染最常见也是最重要的传播方式。根据病原体从传染源体内排出到侵入易感者之前是否在外界停留,又分为直接接触传播和间接接触传播。

1) 直接接触传播:即病原体排出后,不经外界传播因素而直接传给接触者。病人与病人、病人与医务人员、病人与探视者以及母婴之间,均可经此传播而引起交叉感染。

2) 间接接触传播:即病原体由传染源通过某种传播因素(如医护人员的手和病室杂物等)传给接触者。在此传播方式中,医务人员的手起着重要作用。常见的有医院内产褥热、新生儿皮肤感染、导尿管所致的感染和手术切口感染等。

(2) 空气传播:吸入医院空气中含病原体的气溶胶,可致医院感染传播。空气中微生物气溶胶的主要来源是飞沫核和尘埃等。此种方式在结核分枝杆菌感染等呼吸道传播疾病和手术切口部位感染中起重要作用,此外,医院的某些呼吸治疗装置(如湿化器或雾化器、微生物实验操作及空调系统)也可引起微生物气溶胶,引起医院感染。

(3) 共同媒介物传播:医院中的血液及其制品、药物及各种制剂、医疗设备、生活用水和食物等,一旦被病原体污染,常可引起医院感染的暴发流行。

(4) 生物媒介传播:在虫媒传染病流行区的医院,若缺乏杀虫、灭鼠措施时,某些虫媒传染病可在病房中传播,如疟疾、流行性乙型脑炎等。苍蝇在病房中,亦可传播肠道传染病。

3. 易感人群　病原体侵入机体后是否引起感染主要取决于病原体的毒力

和宿主的易感性。医院病人由于存在众多危险因素,包括疾病本身及各种诊疗措施(如长期应用抗生素、皮质类固醇药物及免疫抑制剂治疗、放射治疗、抗肿瘤药物治疗、插入性诊疗操作等),因此而成为医院感染的高危人群;老年病人生理防御机制衰退、婴幼儿患者免疫功能尚未发育成熟、心肾功能不全、器官移植、恶性肿瘤、糖尿病、严重烧伤及广泛手术的病人,由于其免疫力低,极易发生感染,且后果较为严重;医护人员在诊疗过程中,经常会接触病人的传染性物质及污染的物品,也增加了自身感染的机会。

(三) 医院感染发生的原因

1. 领导对医院感染预防控制的重要性缺乏足够重视 如没有建立、健全预防医院感染的专门机构、专职人员及严格的管理制度,未能实行分诊制度,未设肝炎及肠道门诊,缺少隔离观察室,对医护人员未进行培训,不能严格执行各项规章制度等,这些因素均能促使医院感染的发生。

2. 医院内交叉感染 如果病人入院时正处于某种传染病的潜伏期,如麻疹、风疹等病人在潜伏期末即有传染性,入院后易引起院内交叉感染;如果病人入院时诊断错误,将一种传染病误诊为另一种传染病或把传染病误诊为非传染病等造成交叉感染。

3. 不合理使用抗生素及抗菌制剂 不按适应证用药甚至带有一定的盲目性。例如,在普通感冒或其他病毒感染的早期即使用多种广谱抗生素;不适于局部用药的抗生素用于局部;配伍不当及预防性给药均极易引起耐药菌株的选择繁殖。

4. 医院消毒隔离和灭菌不严格 消毒不规范,消毒设备陈旧,且未达到单位空间的有效剂量,都是临床感染的发生原因。

5. 临床治疗方式的改变及现代社会老龄化 临床激素大量应用,手术方式的改变,且门诊手术量的增加,都使医院感染率在增加;现代社会的老龄化,增加了易感人群的比例。

(四) 医院感染的防制

医院感染管理委员会的职责

制定全院感染控制规格及各项卫生学标准,制定全面防制感染的有关制度和规定,定期召开会议或根据情况随时召开会议,研究医院感染的现状和存在的主要问题,考评有关管理效果,提供控制感染方面的咨询,对全院医院管理工作的奖惩提出建议。

1. 建立医院感染监测管理系统 根据卫生部 1988 年发布的《建立健全医院管理组织的暂行办法》规定,医院应当成立医院感染管理委员会(300 张床以上的医院)或管理小组(300 张床以下的医院),有条件的建立医院感染管理科,内设专职人员 1～3 人,要求其为医学院校公共卫生毕业或临床医师经专门培训者,在院长领导下,负责医院感染的监控管理工作;按 1989 年卫生部颁发的《院内感染控制标准》,各医院建立健全医院感染监测制度,并按月统计上报。

2. 加强医院环境的净化　医院设计上符合合理布局,符合预防医院感染的要求;医院环境的绿化有利于室外空气净化;医院的污水、污物应严格进行净化和消毒并达到国家排放标准。

3. 加强医护人员的管理　进行医护人员医院感染知识的培训,提高他们对医院感染的危害性、重要性的认识,熟悉医院感染发生的原因、条件及采取的预防对策和措施;加强医护人员在诊疗过程中的医德教育,如克服依赖抗生素和滥用抗生素的倾向,严格执行消毒来灭菌、无菌操作规程,加强环境卫生、个人卫生和卫生习惯的管理,严格掌握手术、造影、活检和各种导管应用的指征,以避免不必要的创伤,减少受感染的机会;定期对工作人员进行体检,以发现工作人员中的病原携带者,防止进一步扩散传播。

4. 建立健全各项管理制度　包括住院程序、探望制度、各项操作和护理规程、消毒隔离和清洁卫生制度、污物处理程序及考核指标,并严格执行。

二、药源性疾病

药源性疾病(drug induced disease)又称药物诱发性疾病,是一组由于药物在诊断或治疗疾病的同时,对人体功能或组织结构造成损害,并且有临床经过的疾病。药源性疾病显示了药物作用的两重性。

(一) 常见的药源性疾病

1. 药物的毒性作用不良反应及药物的相互作用　药物的毒性作用是指药物引起的生理生化功能异常和结构的病理变化,一般在较大剂量下产生,并有剂量反应关系,不同的药物,毒性反应各异,常见的有神经毒性、肾毒性、肝毒性、血液系统毒性、心血管系统损害和胃肠道反应,有些还具有致突变、致癌和致畸作用。药物的不良反应是在正常剂量下伴随药物的治疗作用而出现的非预期性反应,且多表现为可恢复性。药物的相互作用可表现为产生协同、相加和拮抗等作用,可以使药物的毒性明显增加或治疗作用减弱甚至完全失去治疗作用。

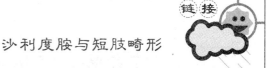

链接

沙利度胺与短肢畸形

1959～1961 年间,在西欧诸国家,特别是德国与英国,新生儿患短肢畸形明显增加。临床特点是四肢多处缺损,故称为短肢畸形或海豹肢畸形,还可以发生无耳、无眼、缺肾、心脏畸形。医学界由此开始进行了有关的流行病学调查,验证了药物沙利度胺与此密切相关。随后,在 1961 年 12 月后西德市场停止出售沙利度胺,从 1962 年中出生的儿童便很少发生这种畸形。沙利度胺事件发生后,许多国家先后建立了先天性畸形的监察系统,加强了药物筛选、生产与管理方法。

2. 药物过敏反应　同一种由免疫机制介导的特殊药物反应,约占全部药物不良反应的 1/10～1/4,且有 5% 的成年人至少对一种药物表现过敏。药物过敏反应的发生与药理作用无关,不能预测;它的发生与剂量无关,如青霉素过敏;发生率较毒副作用低但病死率高,且随药物种类的增多而有增高趋势;一旦发生药物过敏反应,必须停药。

3. 药物依赖性及药物滥用　药物依赖性和药物滥用均为药物与机体相互作用造成的精神状态和身体状态,表现出一种强迫性地连续或定期用该药的行为和其他反应,以达到精神效应及避免不适感。而与药物依赖性不同的是,药物滥用又称为吸毒。药物依赖性对机体的损害是慢性毒性作用的表现形式,损害神经、内分泌系统,还损害免疫系统,最后导致机体全面崩溃,并殃及家庭及社会。

4. 药物继发反应　是继发于药物治疗后的一类反应,如长期使用抗生素后引起的继发感染。

(二)药源性疾病的预防

1. 合理用药　首先提高医务人员对药源性疾病的重视,它可以成为致病因素,必须加以科学的管理和应用。如果能做到合理用药,大多数药源性疾病是可以避免的。合理用药是指对病人用药正确(保证有效)、剂量恰当、治疗期限合理,而且用药产生的危害性极小。因此,医生的处方应遵循这一概念,并严格掌握用药指征、充分考虑适应证和禁忌证,尤其是麻醉药品和精神药物;制定合理的用药方案,力争用最少品种的药物达到治疗目的,尽量避免因药物相互作用而引起的不良反应;在用药过程中严密观察药物的疗效和反应,发现异常及时查找原因并给予处理。

2. 严格执行新药审批制度。

3. 药物不良反应的监测。

(曹玉清)

第6节　常见慢性非传染性疾病的防制

慢性病的特点:①长期累积性病变。②多种疾病具有共同的危险因素或多种疾病共存。③与生活方式密切相关。④终生性疾病,需长期照料。

慢性非传染性疾病(noncommunicable diseases, NCDs)简称"慢性病",是对一类起病隐匿、病程长且病情迁延不愈、缺乏明确的传染性生物病因证据、病因复杂或病因尚未完全确认的疾病的总称。有关慢性非传染性疾病概念的看法尚不一致。比较公认的慢性病有心脑血管疾病、恶性肿瘤、糖尿病及慢性呼吸系统疾病。慢性病及其所致的疾病负担正在全球范围内快速增加,据估计,全球疾病总负担的46%是由慢性病所致。预计到2020年,全球总死亡的75%将由慢性非传染性疾病所致。

一、慢性病的主要危险因素

慢性病是一个多因素长期影响的结果。医学研究发现,在慢性病的诱因中,遗传因素占 15%,社会因素占 10%,气候因素占 7%,医疗条件占 8%,而个人的生活方式占 60%。这说明,不良的生活方式是慢性病最重要的致病因素,许多慢性病实际上是生活方式病。

(一) 行为、生活方式

1. 致病行为模式　致病行为模式是导致特异性疾病发生的行为模式,国内外研究较多的是 A 型行为模式和 C 型行为模式。A 型行为模式是指易患心脑血管病的行为模式,其核心表现为不耐烦和敌意;有关研究表明,具有 A 型行为者冠心病的发病率、复发率和死亡率均显著高于非 A 型行为者。C 型行为模式是指有患癌倾向行为模式,其核心表现为情绪过分压抑和自我克制,爱生闷气;有关研究表明,C 型行为者患宫颈癌、胃癌、结肠癌、肝癌及恶性黑色素瘤的发生率高,是其他人 3 倍左右。

2. 吸烟、饮酒　吸烟是心血管病最主要危险因素之一。我国 11 个省市前瞻性队列研究显示,吸烟者与不吸烟者比,冠心病发病的相对危险度(RR)为 1.9,脑卒中发病 RR 为 1.4;吸烟合并有高血压者,患冠心病的 RR 为 25.8,脑卒中为 8.8。吸烟与近 1/3 的癌症有关,研究表明,重度吸烟者患肺癌的危险性比非吸烟者大 3～30 倍;长期吸烟的人中,卵巢癌、膀胱癌、口腔癌等发病率较高。饮酒与高血压患病率呈剂量反应关系;长期嗜酒者,因肝内合成低密度脂蛋白增加而导致高三酰甘油症,约 10% 嗜酒者患有高脂血症,约 60% 嗜酒者易患心肌梗死。吸烟和饮酒对口腔癌和咽部癌的发生具有协同作用。

3. 不平衡的膳食　WHO 专家委员会指出"在很多国家,脑血管疾患、心血管疾患、恶性肿瘤、糖尿病、胃功能障碍、骨关节疾病等非传染病与膳食动物性食品过多、纯糖过多、复合碳水化合物少、膳食纤维少有关"。经济发展快,生活方式等,特别是膳食习惯西方化较快的国家,冠心病死亡率迅速增高。高脂血症与膳食中过高能量、高胆固醇、高饱和脂肪酸的摄入有关;高能量饮食是导致 2 型糖尿病增加的主要因素。

4. 静坐生活方式　长期静坐、缺乏体力活动,会导致心肌收缩力减退,血液循环缓慢,血黏度增高,引起肥胖、高血压、高血脂、心血管疾病、糖尿病发生率升高。研究表明,肥胖是高血压发病的危险因素,同时

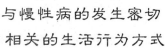

与慢性病的发生密切相关的生活行为方式

①A 型行为:指容易发生心脑血管病的行为习惯,其特征为易生气、好激动、追求完美。②C 型行为:指易患癌瘤的行为类型,其特征为性格克制、压抑,好生闷气,有孤独感或失助感。③致胖行为:指引起肥胖的行为习惯,肥胖人易产生高血压、冠心病、脑血管病、高血脂等。④高盐行为:世界卫生组织规定,成人每日食盐量应在 6g 以下,超过此标准为高盐行为,高盐易导致高血压,引发脑卒中。⑤吸烟行为:吸烟与很多种疾病有关,如肺癌、心脑血管病等。⑥酗酒行为:脑、肝是人体代谢最旺盛的器官,受酒的危害也最大,慢性酒精中毒可导致心理、行为严重异常,还可产生脂肪肝、肝硬化、肝癌。

也是冠心病和脑卒中发病的独立危险因素。经常坐位和身体状况欠佳的正常血压者,发生高血压的危险性比活跃和健康的同龄对照者增加 20%～50%;每日从事 20 分钟轻度至中度运动者,冠心病死亡的危险度较不活动者减少 30%,体力活动和体育锻炼可增加胰岛素的敏感性,对 2 型糖尿病高危人群具有一定的保护作用。

(二) 环境因素

1. 自然环境因素　广义的自然环境包括地理、土壤、动植物等自然界的一切生物、物理、化学现象。可证实微量元素中镉、钴、砷及铅等与心血管疾病的死亡率呈正相关。国外有报道指出:饮用软水的人群心血管的死亡率高于饮用硬水的人群,心血管病在寒冷季节具有(冬春两季)多发的特点,提示低温可能是危险因素之一。已确认太阳紫外线照射是引起人类皮肤癌的主要原因。可对动物致癌的环境化学因素有 100 多种,证实对人类有致癌作用的达 30 多种,如室内空气中的氡与肺癌的发生密切相关;石棉暴露导致肺间质瘤等。某些生物病原体(如肺炎链球菌、幽门螺杆菌和巨细胞病毒感染)对冠心病以及其他粥样硬化性疾病的发生有关;乙型肝炎病毒、丙型肝炎病毒是原发性肝细胞癌的原因;EB 病毒是 Burkitt 淋巴瘤的致病因素;幽门螺杆菌与胃癌密切相关。

2. 社会环境因素　社会环境因素包括政治、经济水平、文化水平、职业、宗教、民族和种族等因素。研究发现表明,大多数慢性病在不同的经济和文化水平、不同职业的人群中分布有差异。社会因素对慢性病的发病和转归有明显影响,如肺心病、风湿性心脏病、宫颈癌、食管癌等与贫穷有关,而高血压、脑卒中、冠心病、糖尿病、肺癌、乳腺癌等则与不文明的富裕有关。脑力劳动者心血管病患病率高于体力劳动者。长期接触联苯胺可致膀胱癌等。

(三) 机体因素

1. 遗传因素　现已证明遗传因素在原发性高血压发病中起重要作用。冠心病的家族史作为危险因素已被大量研究证实。1 型糖尿病具有遗传易感性,遗传度约为 44.4%～53.7%。对欧美妇女乳腺癌的研究发现约有 10%～30% 的病例表现出遗传倾向。遗传因素的影响表现在影响遗传易感性上,如果机体存在某些疾病的遗传背景,在环境因素不断刺激下患难与共病的危险性增加。

2. 社会心理因素　社会心理因素与慢性病的关系十分复杂,其在病因学中的作用日益受到重视。情绪与生活事件可以直接作为致病因素,也可以是慢性病发生的诱发或促发因子,如社会、家庭生活引起的精神紧张、人际关系不协调、亲属死亡、挫折等导致的长期消极情绪会引发抑郁症,也是癌症、心血管疾病发病的重要心理因素;急性的情绪变化与生活事件是急性心肌梗死、脑溢血发作的重要诱发因素。有资料表明,长期精神紧张、忧虑等可使患心血管病的危险性升高。据国内一些医院统计,68% 的心肌梗死病人发病前有情绪因素的影响。

3. 其他　慢性病属多因素长期影响所致,因此,从一定意义上讲,除了目前比较明确的慢性病人群的危险因素外,年龄、性别、职业、种族、地区、气候、免疫和内分泌功能在等因素在慢性病的发生发展中有一定意义。

(四) 主要慢性病的共同危险因素

　　冠心病、脑卒中、恶性肿瘤、糖尿病及慢性呼吸系统疾病等主要慢性病都有共同的危险因素(表 7-3),如吸烟、饮酒、不健康饮食、静坐生活方式等。慢性病往往是一因多果、一果多因、互为因果。

表 7-3　主要慢性病的共同危险因素

危险因素	慢　性　病			
	心脑血管疾病*	糖尿病	肿瘤	呼吸道疾病**
吸烟	√	√	√	√
饮酒	√		√	
营养	√	√	√	√
静坐生活方式	√	√	√	√
肥胖	√	√	√	√
高血压	√	√	√	
血糖	√	√		
血脂	√	√	√	

注:*包括心脏病、脑卒中和高血压病;**包括慢性阻塞性肺疾病及哮喘。资料引自傅华主编.预防医学.第 4 版,2004,人民卫生出版社

(五) 慢性病互为危险因素

　　大量调查表明,多种慢性病之间互为危险因素,可能与它们具有的共同危险因素有关,如高血压与心血管疾病、肥胖与胰岛素抵抗、胰岛素抵抗与糖尿病和心血管疾病等可以互为危险因素。临床上常发现肥胖、高脂血症、高血压、冠心病、脑卒中与非胰岛素依赖性糖尿病等慢性病同时存在。

二、慢性病的防制措施

　　慢性病发病率和死亡率的上升,必然会增加医疗负担,对国家和个人都会带来巨大的损失。尤其是慢性病的高发年龄主要在中年人群,这导致了大量劳动力的损失,给社会和家庭带来了巨大的负担,因此,必须制定有效的防制策略来遏制这种严重的形势。尽管慢性病的发病因素相当复杂,但许多因素是可以预防的。

(一) 一级预防

　　主要针对病因或危险因素采取的措施,改善已知为慢性病的生活方式与环境因素,降低整个人群暴露于慢性病危险因素的平均水平,消除各种慢性病高

危个体的特殊暴露,建立健康的生活方式,减少或避免危险因素的作用。

1．建立相关政策　只有通过建立促进公共健康的政策,大力推广社区健康规划策略,创造健康的支持环境、增强社区能力、发展个人技能和调整卫生服务的方向来实现。要强化政府行为,加强慢性病防制机构的建设,把慢性病防制工作列入工作日程。政府要了解慢性病对社会经济的影响,在制定本地区可持续发展战略和社会经济发展规划时,将慢性病防制工作纳入必要的内容,从战略高度认识调整卫生资源配置方向的重要性,使更多的卫生资源流向基层、流向预防,并制定相关的政策、法律及慢性病预防控制规范,保障慢性病防制措施的实施。

2．加强环境保护　进行环境污染治理,保证人们生产和生活区的空气、水、土壤不受"工业三废"即废水、废气、废渣和"生活三废"即粪便、污水、垃圾以及农药、化肥等污染。最大限度地减少公害,改善自然生态环境和社会生态环境。

3．加强健康教育　健康教育是健康促进的重要手段,通过健康教育来提高人们的健康水平和自我保健能力,并激励人们改变不健康的行为和培养建立有益于健康的行为和生活方式,避免危险因素,以防止慢性病的发生。大量资料证明,与行为和生活方式密切相关的慢性病可通过广泛的健康教育活动来提高人们防制知识的普及率、治疗率,使之在改变知识结构和信念的基础上,进而改变行为以达到预防的目的。

4．改变和避免不良生活方式和行为　不良的生活方式和行为主要包括吸烟、饮酒、不合理的膳食、钠摄入过多、钾摄入过低、精神紧张、坐着的生活方式、体力活动少等,其中最为重要的是吸烟和不合理的膳食。建立良好的健康生活方式和行为,可达到预防慢性病,增进健康的目的。

(1)控烟:WHO估计通过控烟全球每年可预防癌症大约156万,其中肺癌约100万,食管癌约15.8万,还可以预防口腔癌、咽部癌、膀胱癌和乳腺癌等。控烟的具体措施有两个方面,一是吸烟者个人戒烟;二是创造不利于吸烟的环境,重点包括立法控制吸烟,禁止青少年吸烟、禁止孕妇吸烟、禁止公共场所吸烟,设立吸烟有害的警示,增加烟税和发展替代产业等。

(2)合理膳食:包括平衡膳食结构和正确烹饪食物两个方面。建立健康饮食习惯,食用不同品种的富含淀粉和蛋白质来源的食物。最好用鱼、禽以及非家养动物肉代替猪肉;多吃新鲜蔬菜和水果,少吃过热的食物,不吃烧焦的食物、发霉的食物;避免过多饮酒,限制高糖、高盐和高脂肪食物的过多摄入等。

(3)参加体育锻炼和去除不良心理因素:参加体育锻炼和体育劳动对控制体重、血糖和血脂,增强心血管和呼吸系统功能有极大好处。去除紧张、焦虑、忧郁等心理因素的不良作用对预防慢性病有着积极的作用。

5．从儿童抓起　慢性病的防制要从儿童做起,强调对每个人的一生的连续不断的健康管理。建立并实施不同年龄段儿童成年期疾病早期预防综合防制方案,预防慢性病的关键在于培养儿童良好的饮食习惯和生活规律。此外,养成爱运动的好习惯,可避免肥胖和胆固醇升高,对预防高血压、冠心病、糖尿病等疾病的过早发生有着积极的意义。

（二）二级预防

二级预防是在疾病的潜伏期为了阻止或减缓疾病的发展而采取的措施，包括早期发现、早期诊断和早期治疗。目前，许多慢性病的病因尚未完全明确，因此难以开展有效的一级预防。由于大多数慢性病发生和发展时期较长，如能做到早发现、早诊断和早治疗，可以明显改善预后。二级预防的核心是早诊断，其基础在于早发现，可通过普查、筛查、定期健康体检和设立专科门诊等发现病人，如在糖尿病高危人群中的进行糖尿病和 IGT 的筛查，通过测血压、心电图检查、血脂检测等早期发现高血压、冠心病等。查清主要健康问题和与其相关的危险因素及危险人群，从而具有针对性地提出干预措施。

（三）三级预防

三级预防是慢性病的临床期（发病期），为了减少疾病的危害而采取的措施，包括对症治疗、防止伤残和康复治疗。主要通过药物及其综合手段改善症状，减少复发和并发症，防止伤残和促进康复，并提供社会的、心理的和精神上的支持，以延长生存期和提高生活质量。慢性病与急性病不同，绝大多数慢性病可以治疗却无法治愈，与患者长期共存。其保健服务目的不是治愈疾病，而是帮助病人稳定病情，尽可能提高健康功能和质量，预防并发症以及减少卫生保健费用。因此，慢性病保健模式应重视病人及其家人在管理疾病方面的作用；加强医患双方的合作及定期随访，提高病人的生活自理能力。

在慢性病的防制中，无论是一级预防、二级预防还是三级预防都必须紧紧依靠城乡三级医疗预防保健网，发挥其在健康教育、基线调查、干预措施的实施、信息管理、治疗、康复等多方面的作用。

三、几种常见慢性病的防制

（一）心、脑血管疾病的防制

心、脑血管疾病是当今严重危害人类健康和生命的一组疾病，其发病率高，致残率及死亡率也高，给患者本人、家庭及社会均带来了极大的痛苦及经济损失。美国 1981 年估计，每年因脑血管病死亡或致残造成的经济损失达 74 亿美元。我国每年因心、脑血管疾病死亡的人数达百万以上，在存活的患者中有 75% 不同程度地丧失了劳动能力。目前，在心、脑血管疾病中危害人民健康最严重的、主要致死的是脑卒中和冠心病。

1. 冠心病和脑卒中的主要危险因素

（1）高血压：高血压是冠心病和脑卒中最重要的危险因素，无论是收缩压还是舒张压升高，都会增加冠心病和脑卒中的危险性。血压愈高，动脉粥样硬化程度愈严重，发生脑卒中、冠心病的可能性也明显增高；据统计脑卒中病人中约有 70% 的人患有动脉粥样硬化；脑卒中病人中，发病前有高血压史的为 60%～70%。高血压病发生的年龄愈早，发生冠心病的机会也愈大；血压升高的幅度愈大,冠心病的发病率亦愈高。长期高血压使血管壁形成鼓起突出的微动脉瘤,当血压突然升高时,这些血管可能破裂造成脑出血。

(2)高脂血症:高脂血症是国内外研究最多而且比较肯定的危险因素。一般认为脂质代谢异常是动脉粥样硬化的基础。当血清胆固醇、三酰甘油、低密度脂蛋白胆固醇浓度升高时,冠心病的患病率升高。血清胆固醇升高的年龄越早,发生冠心病的机会就越多。高血脂作为脑血管病的危险因素不如冠心病那样明显,而且血脂与脑卒中的关系仍存在许多分歧。

(3)不良行为生活方式

1)吸烟:吸烟是较重要的冠心病危险因素,随着吸烟量的增加冠心病发生的危险性也上升。香烟中的一氧化碳造成缺氧可损伤动脉内膜,从而促进动脉粥样硬化的发生。大量的研究资料证明,吸烟可加速血管动脉粥样硬化,使脑卒中发病提前。

2)大量饮酒:大量饮酒不仅能使血压升高,而且可使血凝时间缩短促进血栓形成,增加了发生冠心病的危险性。据报道大量饮酒可引起血压升高,影响脑血管的收缩功能、血流调节不良等环节,增加了脑卒中发生的危险性。

3)高盐饮食:食盐摄入过多,导致体内钠潴留,而钠主要存在于细胞外,使细胞外渗透压增高,水分向细胞外移动,细胞外液包括血液总量增多,血容量的增多又可造成心输出量增大,血压升高。

4)高脂饮食和缺乏体力活动:高热量、高胆固醇、高动物脂肪和高饱和脂肪酸摄入过多,缺乏活动等可使冠心病的发病率增高。一般认为每日食用的饱和脂肪超过100g,胆固醇高于1g者,其血清胆固醇与三酰甘油的平均浓度显著高于进食普通饮食的人,患冠心病的危险性也升高。调查资料表明,一般是脑力劳动者冠心病的发病率高于体力劳动者,轻体力劳动者高于重体力劳动者。

(4)糖尿病与肥胖:许多资料表明,糖尿病患者比非糖尿病患者的冠心病发病率高2~3倍。超重和肥胖是冠心病的危险因素。国外研究显示,体重增加10%,血压平均增加6.5mmHg(0.86kPa),血清胆固醇平均增加0.48mmol/L。35~44岁年龄组男性体重增加10%,冠心病的危险性增加38%。肥胖者患高血压病、冠心病和糖尿病的危险性明显增加,而三者又是脑卒中的重要危险因素。

(5)环境与个性特征:噪声、忧虑、心理创伤、精神紧张、工作压力过大等因素可使冠心病发病率升高。性格急躁、进取心强、对工作专一、有竞争性和紧迫感的A型性格者,其冠心病的发病率升高;情绪激动能诱发心绞痛和心肌梗死。统计资料表明,至少有20%的心绞痛是由情绪刺激作为诱因的。急骤的精神紧张会加剧血压升高,而高血压又是脑卒中、冠心病的重要危险因素。

(6)遗传因素:有关资料认为父母或兄弟在50岁以前患冠心病者,其家庭成员在年轻时患冠心病的机会就较多。我国学者对冠心病危险因素的调查结果显示,冠心病家族史是一项独立的危险因素。脑卒中的发病率和死亡率与家族史也有一定的关系,家族中有死于脑血管病或有高血压者,都可能会增加患脑卒中的危险。

(7)地理环境及气候因素:近年调查水质的硬度与冠心病有一定的关系,

水质硬度与冠心病死亡率呈负相关。饮用低硬度的水不仅与冠心病的发生有关,而且也是脑卒中的发病和死亡增高的因素之一。寒冷气候也是脑卒中的危险因素,气候寒冷地区脑卒中的发病率高,每到冬季或气象条件剧烈变动(如气温急剧下降)时,脑出血的病人就显著增多。

(8) 其他因素:冠心病是由多种因素引起的,危险因素联合愈多,动脉粥样硬化或发生合并症的可能性就愈大;同时具备的危险性就越多,发病的危险性就越大。多数学者认为短暂性脑缺血发作(TIA)是脑卒中的危险因素,有 TIA病史者,发生脑卒中的危险性比正常人高 6 倍。

2. 心、脑血管疾病的防制措施　　心、脑血管疾病的防制应遵循综合治疗的原则。既要有群体策略,又要以高危人群为重点,采用"病因预防,社会预防,个体预防,从小预防"的方针,落实"三级预防"的措施,才能够取得较好的效果。

(1) 一级预防

1) 健康教育:在防制心、脑血管疾病中,应以整个人群为对象,通过健康教育使人们充分认识心、脑血管病的危害及危险因素,提高心、脑血管疾病防制知识的普及率,使人群自觉地改变不健康的行为和生活方式,以降低主要危险因素水平。提倡"戒烟限酒,少吃盐,合理膳食,经常运动,调整心理,适应环境"的健康生活方式。由于与心、脑血管病有关的病理变化及危险因素起源于生命早期,因此应该从儿童做起,将预防心、脑血管疾病的知识列为学校健康教育的内容。

2) 控制高血压:降低人群的血压水平是预防心、脑血管疾病的关键。我国卫生部 1995 年制定的《全国心、脑血管病社区人群防制"九五"至 2010 年规划》中指出,要以防制高血压为重点,通过降低人群高血压的患病率来遏制冠心病和脑卒中发病和死亡的上升趋势,国内外大量资料已证明,群体防制高血压对防制心、脑血管疾病有重要意义,而且也获得了较好的效果。

3) 合理膳食:WHO 专家委员会推荐的膳食预防是:①控制体重,避免肥胖。②控制碳水化合物的摄入,使其占总能量摄入量的 48%。③控制总脂肪和饱和脂肪酸的摄入量,使多不饱和脂肪酸、单不饱和脂肪酸及饱和脂肪酸各占总能量摄入量的 10%。④控制胆固醇的摄入量,每日不超过 300mg。⑤控制食盐的摄入量,每日在 5g 以下。提倡适当增加蛋白质,宜多食豆类及其制品;少量多餐,避免晚餐过饱;增加蔬菜和水果的摄入。

4) 建立良好的生活方式:提倡不吸烟或戒烟;不饮酒或限制饮酒,每日饮酒量不超过 50ml(50°白酒);加强体育锻炼能增加心血管的功能,延缓动脉粥样硬化,改善呼吸功能,减轻体重,对预防心、脑血管疾病有极大的好处。

5) 改善环境:包括人体的内环境及空气、水等外环境。所以除改善自然环境外,还应有效地调整心理状态,培养完整的人格素质。避免寒冷刺激、合理饮水等,在预防心脑血管疾病中都可起到积极的作用。

(2) 二级预防:高危人群的早期检出,有利于早期发现心、脑血管疾病,早期治疗,防止病情发展及减少死亡。高血压是心、脑血管疾病的主要危险因素,而患有高血压的人群因无明显症状多数不去就医,为了早期发现高血压病人,35 岁以上成人每年应至少测量一次血压。高血压病人要经常测量血压,对具备危险因素的人群,如有高血压史、高血脂、重度吸烟、肥胖者,每年至少测一次血压。

(3) 三级预防:主要是指对病人所采取的各种治疗措施,包括常规治疗和重症抢救,预防并发症,减少残疾,并进行心理和功能康复治疗,防止复发,延长寿命也是三级预防的措施。

(二) 糖尿病的防制

糖尿病是以持续高血糖为基本生化特征,以糖、蛋白质、脂肪和继发的水、电解质代谢紊乱为主要病理特征的内分泌代谢性疾病。随着人们生活方式的改变和人口的老龄化,糖尿病的发病呈上升趋势,目前糖尿病已成为严重威胁人类健康的疾病之一。糖尿病有 1 型糖尿病(IDDM,胰岛素依赖型)和 2 型糖尿病(NID-DM,非胰岛素依赖型)两种。临床上以 2 型糖尿病为主,占 95% 以上。

1. 糖尿病的主要危险因素 糖尿病(DM)病因至今尚未明确,一般认为是一种多病因的代谢疾病,是由于遗传因素和后天的环境和行为因素联合作用而导致机体的慢性高血糖病理状态。流行病学调查和动物试验提出,遗传、肥胖、不合理膳食、体育运动不足、吸烟、高血压、心理受挫是主要的危险因素。其他的证据提示,病毒感染、自身免疫缺陷和化学毒物或污染有可能是条件病因。

(1) 有遗传的易感性:有家族史者易患,调查资料表明,有阳性家庭史者糖尿病的患病率明显高于阴性家族史者。

(2) 病毒感染:与 1 型糖尿病有关的病毒包括感染柯萨奇病毒,腮腺炎病毒和风疹病毒等;病毒感染后主要造成自身免疫性胰岛 B 细胞的损害,导致糖尿病的发生。

(3) 自身免疫:1 型糖尿病是一种自身免疫性疾病,在遗传易感基因的基础上,在外界因素的作用下所致的胰岛 B 细胞功能的损伤与破坏,最终导致胰岛 B 细胞功能完全衰竭而致病。

(4) 不良饮食习惯:大量进食高糖、高蛋白、高脂肪饮食、大量吸烟、饮酒、缺乏体力活动以及长期紧张劳累、生活压力过大等都与 2 型糖尿病的发生有密切关系。

(5) 肥胖及体重超重:肥胖及体重超重可使肌体细胞对胰岛素的敏感性降低,增加糖尿病的危险因素。

2. 糖尿病的防制措施

(1) 一级预防:一方面改变现在已知成为糖尿病危险因素的生活方式与环境因素,另一方面是对将来可能发展为糖尿病的高危人群采取针对性预防措施。

1) 健康教育:通过各种媒体宣传糖尿病的知识和危害,以唤醒全社会对糖尿病的警觉,使高危人群和患者家属都积极行动起来预防糖尿病。

2) 消除不良的生活方式:戒烟、戒酒,防止和纠正肥胖,提供合理的膳食结构,控制高热量食品的摄入。

3) 参加适当的体育锻炼:运动量可根据不同年龄、性别及病情适当调整,循序渐进,长期坚持,锻炼方式可选择散步、练太极拳等。及时离开无法克服的紧张社会氛围和现状,多安排郊游、爬山等活动。

4）保持心态平衡：及时克服各种心理紧张压力，培养高尚情操，如音乐欣赏、种花养草等。

（2）二级预防：做到早发现、早诊断、早治疗。对高危人群，如高血压高血脂患者、有糖尿病家族史的患者、曾患妊娠糖尿病的妇女、40 岁以上的人群等进行筛查，通过筛查发现无症状糖尿病患者，及早进行健康干预和健康教育，以减少和延缓糖尿病的发生。对怀孕 24～28 周的妇女可采用口服葡萄糖耐量试验（OGTT）进行糖尿病人群的筛查。

（3）三级预防：主要是预防急性和慢性并发症，防止病情恶化和伤残，降低糖尿病的病死率和死亡率。主要措施有提高糖尿病患者的自我保健能力，认真控制肥胖、高血压、脂代谢紊乱，戒烟限酒，合理膳食，适当体育活动，正确使用药物控制血糖，观察血管病变，控制并发症。

（三）恶性肿瘤的防制

恶性肿瘤对人类健康的威胁日趋严重，已成为全人类危害最大的疾病之一。目前，恶性肿瘤的流行特点是无论是发达国家或发展中国家其发病率和死亡率都呈上升趋势。

1. 恶性肿瘤的危险因素

（1）环境因素：环境因素是恶性肿瘤的最主要的危险因素，研究证明 80%～90% 的恶性肿瘤与环境有关。环境因素包括化学、物理和生物因素，一般认为 90% 以上的恶性肿瘤由化学致癌物所致。

（2）行为生活方式

1）吸烟：吸烟可增加 10 多种癌症的危险性。吸烟与肺癌的关系最密切，而且大量资料证实肺癌与吸烟量，吸烟时间，开始吸烟的年龄，戒烟的年限等都有明显的剂量反应关系。一般认为吸卷烟可提高肺癌的死亡率 10 倍以上，吸烟年龄越小，数量越多，发生肺癌的机会就越大，戒烟后肺癌危险度渐趋下降。吸烟除引起肺癌外，还可引起口腔癌、喉癌、食管癌、胰腺癌和膀胱癌等。

2）饮酒：饮酒与口腔癌，咽癌，喉癌，食管癌，胃癌和直肠癌有关。饮酒可导致肝硬化，从而与肝癌也有一定的关系。酒中含有亚硝胺和多环芳烃等致癌物。酒也可作为其他致癌原的溶剂，促发各种癌症的发生。

3）饮食：一般认为食物粗糙，营养素摄入不足，习惯硬食及烫食可促发食管癌和胃癌；而过多摄入精制食品，高脂肪、高蛋白、高热量和低纤维素的"三高一低"饮食习惯与大肠结肠癌、乳腺癌和胰腺癌有关；天然食品中的亚硝胺类化合物（如久置的蔬菜、腌制食品等），高盐饮食可促发胃癌；食用香料、色素及调味品中的黄樟素、二甲氨基偶氮苯与肝癌有密切联系；食物保存不当时受到黄曲霉毒素等污染使肝癌的发病率明显升高；食物的加工烹调，如烟熏、炙烤及高温煎炸等都会产生致癌物。

（3）社会心理因素：恶性肿瘤是一类常见的心身疾病，大量的研究证明生活中的巨大精神刺激引起的恶劣情绪往往是癌细胞的"激活剂"，如家庭的不幸事件、工作学习过度紧张、人际关系不和、事业失败、理想破灭、难以宣泄的悲哀、忧虑和绝望都会导致恶性肿瘤的发生。多愁善感、易躁易怒、沉默寡言、性格孤僻和长期处于压抑状态的性格也是恶性肿瘤的危险因素。据研究发现，"C"型行为个性被认为是恶性肿瘤的易患性格。

（4）遗传因素：某些恶性肿瘤与遗传因素有关，如鼻咽癌、乳腺癌、食管癌、胃癌、结肠癌和视网膜母细胞瘤等都有遗传倾向，有家族史者发病较高，但遗传因素是先天形成的且难以控制，它所起的作用并非肿瘤本身，而是机体对致癌物质的易感性。

（5）其他因素：国际癌症研究中心宣布的致癌药物有近 20 种，如己烯雌酚可致阴道腺癌，晕丸酮可诱发肝癌，烷化剂类和 ^{131}I 引起白血病等。

2．恶性肿瘤的防制

（1）一级预防

1）加强环境保护：加强环境保护和食品卫生等立法，如加强各项卫生管理和卫生监督、劳动保护及生活环境、减少或消除环境中的致癌因素、防止大气污染、防止饮水污染、防止室内空气污染和食品污染等均对预防恶性肿瘤有着重要意义。

2）加强防癌健康教育：广泛、深入地开展防癌健康教育，普及防癌知识，倡导健康、文明、科学的生活方式，是预防和控制恶性肿瘤的有效措施。通过媒体传播、散发宣传、张贴宣传画、黑板报、专题讲座、知识竞赛等形式传播肿瘤防制科学的知识，提高人群对恶性肿瘤危险因素的认识和自我保护能力。让人们在生产、生活中自觉地避免和减少与危险因素的接触，主动控制或消除危险因素。

3）改变不良的生活方式：注意改变不良的生活方式，如避免高脂肪、低纤维素膳食；防止烟熏、过度油炸等不良烹调方法；改变过硬、过热烫的饮食习惯；不吸烟，不酗酒；不吃发霉的食物，注意饮食营养的平衡；注意口腔卫生保健对防止口腔癌有益；注意性器官卫生对防止生殖器官癌有重要作用；避免过度日晒和过度劳累。

4）坚持体育锻炼：坚持适宜的体育锻炼能增强防癌、抗癌的能力。癌症是人体免疫功能下降所致，而运动则能提高和增强免疫功能。合理的体格锻炼，适量的体育活动还可以消除紧张、压抑、焦虑等不良情绪，调解人的精神状态，从而增强防癌抗癌的能力。

5）其他：合理使用医药用品，切忌滥用药物及放射线，尤其是对妊娠期妇女的诊断性照射，以防止白血病、骨肉瘤、皮肤癌等癌症的发生。消除职业致癌因素，尤其对已经明确可以引起肿瘤的物质进行检测、控制与消除。提倡晚婚和计划生育，有助于宫颈癌的预防。此外，母乳喂养不仅有利于婴儿的成长，而且能使母亲乳腺癌的发病率大大降低。

（2）二级预防：早期发现、早期诊断、早期治疗是癌症的二级预防原则，也是当前提高癌症治疗效果的关键所在。专家认为有 1/3 的癌症病人可以通过早期诊断、早期治疗获得满意疗效，尤其是宫颈癌、乳腺癌、鼻咽癌。

1）癌症筛查：①乳腺癌的筛查：30 岁以上妇女应推行乳房自我检查，检查最好每月经干净后进行一次。40 岁以上妇女应每年进行一次临床检查；50～59 妇女每 1～2 年应进行红外线乳腺扫描、X 线摄像或与每年一次临床检查相结合的筛查。②宫颈癌的筛查：一切有性生活的妇女均有发生宫颈癌的危险，妇女从有性生活开始起应 2~3 年进行一次宫颈脱落细胞涂片检查。③结肠、直肠癌的筛查：40 岁以上的人群应每年进行一次肛门指检，50 岁以上人群，特别是有家族肿瘤史、家族息肉史、息肉溃疡史及结肠直肠癌病史者，应每年进行一次大便隐血试验，隔 3~5 年做一次乙状结肠镜检查。

　　2）高危人群的定期检查：早期发现癌症，关键在于"有的放矢"，即对有高危因素的人进行检测，可达到早期发现、早期诊断、早期治疗。

　　3）癌症的自我监护：由于人体恶性肿瘤的 75% 以上在身体易于查出和易于发现的部位，为了便于早期发现，应注意常见肿瘤的十大症状，做好自我监护。

　　（3）三级预防：恶性肿瘤的三级预防即肿瘤康复，是临床治疗的必要继续和巩固，包括心理上和生理上两个方面。癌症患者常因紧张、焦虑、恐惧等心理障碍，引起入睡困难、睡眠中断或噩梦频发，进而消化不良，全身免疫功能下降，有促使癌症加速发展的可能，因此康复期癌症患者应保

癌症的警号：中国医学科学院根据我国的情况，提出下列十大症状，作为引起人们对癌症注意的警号：①身体任何部位，如乳腺、颈部或腹部的肿块，尤其是逐渐增大的。②身体任何部位，如舌、颊、皮肤等处没有外伤而发生的溃疡，特别是经久不愈的。③不正常的出血或分泌物，如中年以上妇女出现不规则阴道流血或分泌物增多。④进食时胸骨后闷胀、灼痛、异物感或进行性加重的吞咽不顺。⑤久治不愈的干咳、声音嘶哑或痰中带血。⑥长期消化不良，进行性食欲减退，消瘦，又未找出明确原因的。⑦大便习惯改变或有便血。⑧鼻堵、鼻息肉、单侧头痛或伴有复视时。⑨赘生物或黑痣的突然增大或有破溃、出血，或原来的毛发脱落时。⑩无痛性血尿。

证足量睡眠，以利于精神和体力的恢复。癌症病人原则应以新鲜、营养、清淡，少食多餐为好。注意合理锻炼，锻炼不仅能使癌症患者逐渐恢复体力，改善机体功能，更重要的是使患者有精神上的寄托，对生活充满信心，消除抑郁悲观情绪，调节心理的不平衡状态。

小　　结

　　本章主要阐述了与传染病、营养有关的疾病、心身疾病、医源性疾病及慢性非传染性疾病的防制。第 1 节介绍了传染病的流行过程及其影响因素、传染病的三级预防、预防接种和计划免疫工作，并介绍了常见的消毒、杀虫、灭鼠的方法。第 2 节介绍了与营养有关疾病的防制，着重学习合理营养及平衡膳食、常见的与营养有关的疾病及改善营养的政策、措施。第 3 节介绍心身疾病的范围、心身疾病的危险因素及心身疾病的防制措施。第 4 节介绍了性病的流行特征、流行过程、预防策略及措施以及艾滋病的防制。第 5 节介绍了医源性疾病的概念、发病因素及防制措施。第 6 节介绍了慢性非传染性疾病的防制，介绍慢性病的主要危险因素及其防制措施。学习过程中，要重点掌握疾病的主要危险因素及防制措施；在三级预防措施中，更着重于一级预防。要了解在慢性非传染性疾病的主要危险因素中，不良生活方式是重要的因素，因此这些疾病有"生活方式病"之称，要降低该病的发病率、死亡率，必须从改变不良生活方式入手。

（李春坚）

目标检测

一、名词解释

1. 性传播疾病　　　2. 流行病学治疗　　　3. 医源性疾病

4. 院内感染　　　5. AIDS　　　6. 心身疾病

7. 生理始基　　　8. 生活事件　　　9. 慢性病

10. 营养性疾病

二、填空题

1. 预防心脑血管疾病食盐每天摄入量应低于_____g。

2. 脑卒中、冠心病预防应从_____时期抓起。

3. A型行为模式是指_____的行为模式,C型行为模式是指_____行为模式。

4. 主要慢性病的共同危险因素有_____、_____、_____、_____、_____、_____、_____、_____。

5. 恶性肿瘤的危险因素主要有_____、_____、_____及其他因素。

6. 生活事件是_____的主要应激源,与_____病的发生有密切关系。

7. 生理因素又叫_____因素,包括感染、遗传、营养、先天发育、年龄、性别等,生理因素是心身疾病的_____。

8. 生理始基是某些心身疾病患病前的_____,它决定个体对疾病的_____及所患疾病的_____。

9. 作为性传播疾病传染源的高危人群包括:_____、_____、_____、_____。

10. 营养性疾病发生的原因有_____、_____。

三、简答题

1. 为什么说高血压是冠心病、脑卒中的主要危险因素?

2. 简述糖尿病的危险因素及防制措施。

3. 心、脑血管疾病的一级预防措施有哪些?

4. 请谈谈什么是预防接种,什么是计划免疫。

5. 说出我国儿童的免疫程序。

6. 与营养有关疾病的防制措施有哪些?

7. 如何预防肥胖及营养过剩。如何理解中国居民的膳食指南。

8. 性传播疾病的预防策略及措施是什么?

9. 医源性疾病的概念及病因是什么?

10. 简述慢性病的主要危险因素及三级预防措施。

11. 冠心病、脑卒中、恶性肿瘤的主要危险因素各有哪些?

12．试述心身疾病的流行病学特点。

13．简述传染病的防制措施。

（巫世瑜　李春坚　曹玉清）

参 考 文 献

陈锦治. 2003. 卫生保健. 北京:科学出版社

陈锦治. 2003. 社区卫生服务. 南京:江苏科学技术出版社

陈锦治. 1999. 卫生保健学. 南京:江苏科学技术出版社

傅华. 2004. 预防医学. 第 4 版. 北京:人民卫生出版社

李德. 2002. 预防医学. 第 2 版. 北京:人民卫生出版社

林杰. 1998. 营养与膳食. 北京:人民卫生出版社

李立明. 2003. 流行病学. 第 5 版. 北京:人民卫生出版社

陆培廉. 1996. 预防医学. 北京:人民卫生出版社

沈志谦. 1998. 预防医学. 第 3 版. 北京:人民卫生出版社

王建华. 2001. 流行病学. 第 5 版. 北京:人民卫生出版社

王翔朴. 1996. 卫生学. 北京:人民卫生出版社

袁聚祥,黄悦勤,刘桂芬. 2002. 预防医学. 北京:北京医科大学出版社

张爱珍. 2000. 临床营养学. 北京:人民卫生出版社

卫生保健(2年对口制)教学基本要求

一、课程性质和任务

卫生保健是(对口2年制)主干课程,该课程主要介绍健康、保健的基本知识,针对卫生职业教育的特点,介绍社区卫生服务及护理工作,掌握各种公共卫生法规及常见疾病的防制,其主要任务就是让学生掌握卫生宣教的知识和技能,为临床和社区护理工作打好基础。

二、课程教学目标

(一) 知识教学目标

1. 了解卫生保健的性质、任务和要求。
2. 掌握健康教育的形式及传播。
3. 掌握保健学的概念,熟悉社区保健、自我保健、家庭保健及不同人群保健的基本内容。
4. 熟悉社区的概念,掌握社区卫生服务和社区护理的概念及工作范围。
5. 熟悉各种公共卫生法规。
6. 掌握常见疾病的防制。

(二) 能力教学目标

1. 具备进行健康教育、健康保健知识传播的技能。
2. 具备进行社区卫生服务及社区护理的能力。
3. 能运用卫生统计的基本方法处理一般的统计数据。
4. 认真执行公共卫生法规,并能运用公共卫生法规解决日常生活中的法律责任问题。
5. 具有向人群传播常见疾病防制知识的能力。

(三) 思想目标

1. 形成"预防为主"、"健康为人人,人人为健康"的大卫生思想。
2. 养成认真负责的工作精神和良好的职业道德。
3. 树立"终身学习"的理念,养成刻苦学习、团结协作的精神。

三、教学内容与要求

教学内容	教学要求		
	了解	熟悉	掌握
一、绪论			
1. 卫生保健的性质和任务		√	
2. 卫生保健的基本内容			√
3. 学习卫生保健的意义和要求	√		
二、健康教育			
(一) 健康传播与技能			
1. 健康信息及其传播者、受传者		√	
2. 人际传播与传播技能			√
3. 大众传播	√		
(二) 健康教育的形式			√
(三) 健康教育的开展			
1. 社区健康教育		√	
2. 城市社区健康教育		√	
3. 农村社区健康教育		√	
4. 医院健康教育			√
5. 家庭健康教育			√
三、保健学基础			
(一) 保健学基本概念			
1. 保健学基础的内容和任务			√
2. 保健学基础在医学教育中的地位	√		
3. 学习保健学的意义	√		
4. 学习保健学的要求和方法	√		
(二) 健康与保健			
1. 健康的概念和标准			√
2. 影响健康的因素			√
3. 初级卫生保健		√	
(三) 社区保健			
1. 社区保健工作的内容		√	
2. 社区保健评价	√		
(四) 自我保健			
1. 自我保健的概念和意义			√
2. 自我保健的措施			√
(五) 家庭保健			
1. 家庭保健的概念和作用			√
2. 家庭保健的措施			√
(六) 不同人群的保健			
1. 新生儿期保健		√	
2. 婴幼儿期保健		√	
3. 学龄前期保健		√	
4. 学龄期保健		√	
5. 青春期保健		√	
6. 围婚期保健		√	
7. 中年期保健		√	

教学内容	教学要求		
	了解	熟悉	掌握
8．老年期保健		√	
9．妇女保健		√	
四、社区卫生服务与社区护理			
（一）社区卫生服务			
1．社区的定义及构成		√	
2．社区卫生服务的概念、工作特点及原则			√
3．开展社区卫生服务必须具备的条件	√		
（二）社区护理			
1．社区护理的基本概念		√	
2．社区护理的工作范围及工作程序			√
五、卫生统计基本方法			
（一）正态分布			
1．正态分布的概念及特征		√	
2．正态曲线下面积的分布规律		√	
3．正态分布的应用			√
（二）总体均数的估计和假设检验			
1．均数的抽样误差与标准误差		√	
2．t 分布			√
3．总体均数的估计			√
4．假设检验的一般步骤			√
5．t 检验			√
（三）χ^2 检验			
1．常用相对数指标及常用疾病统计指标			√
2．四格表资料的 χ^2 检验			√
3．行×列表资料的 χ^2 检验			√
六、公共卫生法规			
（一）卫生管理条例			
1．公共场所卫生管理条例		√	
2．化妆品卫生监督条例	√		
3．学校卫生工作条例		√	
（二）卫生标准			
1．环境卫生标准	√		
2．食品卫生标准	√		
3．劳动卫生标准	√		
4．学校卫生标准	√		
七、常见疾病的防制			
（一）传染病的防制			
1．传染病的流行过程及其影响因素		√	
2．传染病的防制措施		√	
3．预防接种和计划免疫			√
4．消毒、杀虫、灭鼠	√		
（二）营养有关疾病的防制			
1．合理营养及平衡膳食			√
2．常见营养有关疾病		√	

教学内容	教学要求		
	了解	熟悉	掌握
3. 改善营养的政策和措施			√
（三）心身疾病的防制			
1. 心身疾病的范围和流行特征			√
2. 心身疾病的危险因素			√
3. 心身疾病的防制措施			√
（四）性传播疾病的防制			
1. 概述			√
2. 性传播疾病的流行过程			√
3. 性传播疾病的预防措施			√
4. 艾滋病的防制			√
（五）医源性疾病的防制			
1. 医院感染			√
2. 药源性疾病			√
（六）常见慢性非传染性疾病的防制			
1. 慢性病的主要危险因素		√	
2. 慢性病的防制措施		√	
3. 几种常见慢性病的防制			√

附　录

附表 1　标准正态曲线下的面积表

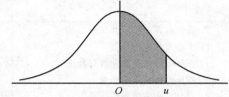

u	0	1	2	3	4	5	6	7	8	9
0.0	.0000	.0040	.0080	.0120	.0160	.0199	.0239	.0276	.0319	.0359
0.1	.0398	.0438	.0478	.0517	.0557	.0596	.0636	.0675	.0714	.0754
0.2	.0793	.0832	.0871	.0910	.0948	.0987	.1026	.1064	.1103	.1141
0.3	.1179	.1217	.1255	.1293	.1331	.1368	.1406	.1443	.1480	.1517
0.4	.1554	.1591	.1628	.1664	.1700	.1736	.1772	.1808	.1844	.1879
0.5	.1915	.1950	.1985	.2019	.2054	.2088	.2123	.2157	.2190	.2224
0.6	.2258	.2291	.2324	.2357	.2389	.2422	.2454	.2486	.2518	.2549
0.7	.2580	.2612	.2642	.2673	.2704	.2734	.2764	.2794	.2823	.2852
0.8	.2881	.2910	.2939	.2967	.2996	.3023	.3051	.3078	.3106	.3133
0.9	.3159	.3186	.3212	.3238	.3264	.3289	.3316	.3340	.3365	.3389
1.0	.3413	.3438	.3461	.3485	.3508	.3531	.3554	.3577	.3599	.3621
1.1	.3643	.3665	.3686	.3708	.3729	.3749	.3770	.3790	.3810	.3830
1.2	.3849	.3869	.3888	.3907	.3925	.3944	.3962	.3980	.3997	.4015
1.3	.4032	.4049	.4066	.4082	.4099	.4115	.4131	.4147	.4162	.4177
1.4	.4192	.4207	.4222	.4236	.4251	.4265	.4270	.4292	.4306	.4319
1.5	.4332	.4345	.4357	.4370	.4382	.4394	.4406	.4418	.4429	.4441
1.6	.4452	.4463	.4474	.4484	.4495	.4505	.4515	.4525	.4535	.4545
1.7	.4554	.4564	.4573	.4582	.4591	.4599	.4608	.4616	.4625	.4633
1.8	.4641	.4649	.4656	.4664	.4671	.4678	.4686	.4693	.4699	.4706
1.9	.4713	.4719	.4726	.4732	.4733	.4744	.4750	.4756	.4761	.4767
2.0	.4772	.4778	.4783	.4788	.4793	.4798	.4803	.4808	.4812	.4817
2.1	.4821	.4826	.4830	.4834	.4838	.4842	.4846	.4850	.4854	.4857
2.2	.4861	.4864	.4868	.4871	.4875	.4878	.4881	.4884	.4887	.4890
2.3	.4893	.4896	.4898	.4901	.4904	.4906	.4909	.4911	.4913	.4916
2.4	.4918	.4920	.4922	.4925	.4927	.4929	.4931	.4932	.4934	.4936
2.5	.4938	.4940	.4941	.4943	.4945	.4946	.4948	.4949	.4951	.4952
2.6	.4953	.4955	.4956	.4957	.4959	.4960	.4961	.4962	.4963	.4964
2.7	.4965	.4966	.4967	.4968	.4960	.4970	.4971	.4972	.4973	.4974
2.8	.4974	.4975	.4976	.4977	.4977	.4978	.4979	.4979	.4980	.4981
2.9	.4981	.4982	.4982	.4983	.4984	.4984	.4985	.4985	.4986	.4986
3.0	.4987	.4987	.4987	.4988	.4998	.4989	.4989	.4989	.4990	.4990
3.1	.4990	.4991	.4991	.4991	.4992	.4992	.4992	.4992	.4993	.4993
3.2	.4993	.4993	.4994	.4994	.4994	.4994	.4994	.4995	.4995	.4995
3.3	.4995	.4995	.4995	.4996	.4996	.4996	.4996	.4996	.4996	.4997
3.4	.4997	.4997	.4997	.4997	.4997	.4997	.4907	.4997	.4997	.4998
3.5	.4998	.4998	.4998	.4998	.4998	.4998	.4998	.4998	.4998	.4998
3.6	.4998	.4998	.4999	.4999	.4999	.4999	.4999	.4999	.4999	.4999
3.7	.4999	.4999	.4999	.4999	.4999	.4999	.4999	.4999	.4999	.4999
3.8	.4999	.4999	.4999	.4999	.4999	.4999	.4999	.4999	.4999	.4999
3.9	.5000	.5000	.5000	.5000	.5000	.5000	.5000	.5000	.5000	.5000

附表 2 t 界值表

ν	P(双)0.1 P(单)0.05	0.05 0.025	0.02 0.01	0.01 0.005	ν	P(双)0.1 P(单)0.05	0.05 0.025	0.02 0.01	0.01 0.005
1	6.314	12.706	31.821	63.657	21	1.721	2.080	2.518	2.831
2	2.920	4.303	6.965	9.925	22	1.717	2.074	2.508	2.819
3	2.353	3.182	4.541	5.841	23	1.714	2.069	2.500	2.807
4	2.132	2.776	3.747	4.604	24	1.711	2.064	2.492	2.797
5	2.015	2.571	3.365	4.032	25	1.708	2.060	2.485	2.787
6	1.943	2.447	3.143	3.707	26	1.706	2.056	2.479	2.779
7	1.895	2.365	2.998	3.499	27	1.703	2.052	2.473	2.771
8	1.860	2.306	2.896	3.355	28	1.701	2.048	2.467	2.763
9	1.833	2.262	2.821	3.250	29	1.699	2.045	2.462	2.756
10	1.812	2.228	2.764	3.169	30	1.697	2.042	2.457	2.750
11	1.796	2.201	2.718	3.106	40	1.684	2.021	2.423	2.704
12	1.782	2.179	2.681	3.055	50	1.676	2.009	2.403	2.678
13	1.771	2.160	2.650	3.012	60	1.671	2.000	2.390	2.660
14	1.761	2.145	2.624	2.977	70	1.667	1.994	2.381	2.648
15	1.753	2.131	2.602	2.947	80	1.664	1.990	2.374	2.639
16	1.746	2.120	2.583	2.921	90	1.662	1.987	2.368	2.632
17	1.740	2.110	2.567	2.898	100	1.660	1.984	2.364	2.626
18	1.734	2.101	2.552	2.878	200	1.653	1.972	2.345	2.601
19	1.729	2.093	2.539	2.861	500	1.648	1.965	2.334	2.586
20	1.725	2.086	2.528	2.845	∞	1.6449	1.9600	2.3263	2.5758

附表3　χ^2 值表

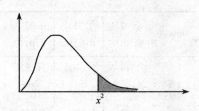

自由度 υ	概率 P												
	0.995	0.990	0.975	0.950	0.900	0.750	0.500	0.250	0.100	0.050	0.025	0.010	0.005
1	···	···	···	···	0.02	0.10	0.45	1.32	2.71	3.84	5.02	6.63	7.88
2	0.01	0.02	0.02	0.10	0.21	0.58	1.39	2.77	4.61	5.99	7.38	9.21	10.60
3	0.07	0.11	0.22	0.35	0.58	1.21	2.37	4.11	6.25	7.81	9.35	11.34	12.84
4	0.21	0.30	0.48	0.71	1.06	1.92	3.36	5.39	7.78	9.49	11.14	13.28	14.86
5	0.41	0.55	0.83	1.15	1.61	2.67	4.35	6.63	9.24	11.07	12.83	15.09	16.75
6	0.68	0.87	1.24	1.64	2.20	3.45	5.35	7.84	10.64	12.59	14.45	16.81	18.55
7	0.99	1.24	1.69	2.17	2.83	4.25	6.35	9.04	12.02	14.07	16.01	18.48	20.28
8	1.34	1.65	2.18	2.73	3.40	5.07	7.34	10.22	13.36	15.51	17.53	20.09	21.96
9	1.73	2.09	2.70	3.33	4.17	5.90	8.34	11.39	14.68	16.92	19.02	21.67	23.59
10	2.16	2.56	3.25	3.94	4.87	6.74	9.34	12.55	15.99	18.31	20.48	23.21	25.19
11	2.60	3.05	3.82	4.57	5.58	7.58	10.34	13.70	17.28	19.68	21.92	24.72	26.76
12	3.07	3.57	4.40	5.23	6.30	8.44	11.34	14.85	18.55	21.03	23.34	26.22	28.30
13	3.57	4.11	5.01	5.89	7.04	9.30	12.34	15.98	19.81	22.36	24.74	27.69	29.82
14	4.07	4.66	5.63	6.57	7.79	10.17	13.34	17.12	21.06	23.68	26.12	29.14	31.32
15	4.60	5.23	6.27	7.26	8.55	11.04	14.34	18.25	22.31	25.00	27.49	30.58	32.80
16	5.14	5.81	6.91	7.96	9.31	11.91	15.34	19.37	23.54	26.30	28.85	32.00	34.27
17	5.70	6.41	7.56	8.67	10.09	12.79	16.34	20.49	24.77	27.59	30.19	33.41	35.72
18	6.26	7.01	8.23	9.39	10.86	13.68	17.34	21.60	25.99	28.87	31.53	34.81	37.16
19	6.84	7.63	8.91	10.12	11.65	14.56	18.34	22.72	27.20	30.14	32.85	36.19	38.58
20	7.43	8.26	9.59	10.85	12.44	15.45	19.34	23.83	28.41	31.41	34.17	37.57	40.00
21	8.03	8.90	10.28	11.59	13.24	16.34	20.34	24.93	29.62	32.67	35.48	38.93	41.40
22	8.64	9.54	10.98	12.34	14.04	17.24	21.34	26.04	30.81	33.92	36.78	40.29	42.80
23	9.26	10.20	11.69	13.09	14.85	18.14	22.34	27.14	32.01	35.17	38.08	41.64	44.18
24	9.89	10.86	12.40	13.85	15.66	19.04	23.34	28.24	33.20	36.42	39.36	42.98	45.56
25	10.52	11.52	13.12	14.61	16.47	19.94	24.34	29.34	34.38	37.65	40.65	44.31	46.93
26	11.16	12.20	13.84	15.38	17.29	20.84	25.34	30.43	35.56	38.89	41.92	45.64	48.29
27	11.81	12.88	14.57	16.15	18.11	21.75	26.34	31.53	36.74	40.11	43.19	46.96	49.64
28	12.46	13.56	15.31	16.93	18.94	22.66	27.34	32.62	37.92	41.34	44.46	48.28	50.99
29	13.12	14.26	16.05	17.71	19.77	23.57	28.34	33.71	39.09	42.56	45.72	49.59	52.34
30	13.79	14.95	16.79	18.49	20.60	24.48	29.34	34.80	40.26	43.77	46.98	50.89	53.67
40	20.71	22.16	24.43	26.51	29.05	33.66	39.34	45.62	51.80	55.76	59.34	63.69	66.77
50	27.99	29.71	32.36	34.76	37.69	42.94	49.33	56.33	63.17	67.50	71.42	76.15	79.49
60	35.53	37.48	40.48	43.19	46.46	52.29	59.33	66.98	74.40	79.08	83.30	88.38	91.95
70	43.28	45.44	48.76	51.74	55.33	61.70	69.33	77.58	85.53	90.53	95.02	100.42	104.22
80	51.17	53.54	57.15	60.39	64.28	71.14	79.33	88.13	96.58	101.88	106.63	112.33	116.32
90	59.20	61.75	65.65	69.13	73.29	80.62	89.33	98.64	107.56	113.14	118.14	124.12	128.30
100	67.33	70.06	74.22	77.93	82.36	90.13	99.33	109.14	118.50	124.34	129.56	135.81	140.17